U0250636

# 要健康，很简单

[美] 张 奇 /著

长江出版传媒 湖北科学技术出版社

图书在版编目(CIP)数据

要健康,很简单 /(美)张奇著. -- 武汉 : 湖北
科学技术出版社,2018.9
ISBN 978-7-5706-0330-5

Ⅰ.①要⋯ Ⅱ.①张⋯ Ⅲ.①保健—基本知识
Ⅳ.①R161

中国版本图书馆CIP数据核字(2018)第119706号

责任编辑　李　佳　傅　玲
封面设计　黎花莉
出版发行　湖北科学技术出版社
地　　址　武汉市雄楚大街268号
　　　　　(湖北出版文化城B座13-14层)
邮　　编　065200
电　　话　027-87679468
网　　址　http://www.hbstp.com.cn
印　　刷　三河市华晨印务有限公司
开　　本　787×1092　1/16　12印张
版　　次　2018年9月第1版
　　　　　2018年9月第1次印刷
字　　数　93千字
定　　价　42.00元

# 前　言
## 健康其实是简单的

西医是建立在科学认知基础上的生物化学、药物治疗方法，主流西医之外是传统医学。传统医学认为，生命是一个有机的整体，不仅仅是物质层面简单的存在，得了病不但有炎症要消炎，还要找到病因，从根源上来解决，适量用比较自然的方法，回避过多化学干预的方法。

自然医学是传统医学的一种，在欧洲又叫顺势疗法。顺势疗法大概有两三百年的历史。顺势疗法协会中国分会的负责人薛史地夫教授，他认为顺势疗法这个提法不是太准确，因为它不仅仅是个疗法，还是个医学体系，所以他后来将其改名为"和疗"。"和疗"的"和"就是中和的"和"，和谐的"和"。"和疗"医学，是以前欧洲顺势疗法在自然医学的体系上发展出来的。从欧洲一直可以追溯到古希腊，人们认为万物皆有灵，人和周围的一切都是一个整体。

在美国，大概一百年前，研究自然医学的医生很多，诊所和学院也很多，但后来洛克菲勒基金会委托专家调研小组，就自然医疗和医学教育的问题做调研报告，结论对自然医学的发展非常不利。因为该报告基本上以现代科学医学为主要框架，不符合其标准就没有行医资格，导致后来很多自然医学学校和医院纷纷关门。

美国波特兰国立自然医学院，至今有六十年历史。该学院学制五年，头两年学西医知识，如解剖学、病理学等。美国本科教育没有医学专业，医学院招收的必须是本科毕业生，来医学院的都是已经接受过本科教育的，但是来了以后还要先学两年西医。所以从事自然医学研究的或者从业人员很少，因为这个条件太苛刻了。所以这个医学院发展比较艰难，这些年好一些，很多人对中医针灸也有了认识。

我 1992 年出国，在美国待了二十多年，开了三个诊所。我在出国之前就是学医的，走的是中西医结合的路。在美国很不容易，要重新被他们的"游戏规则"所接纳有相当大的难度。

我后来一直从事自然医学研究，在台湾出版了一本关于自然医学的专著，角度与大家一般熟悉的西医或者中医有所不同，不是简单地把西医的营养学，或其他好的办法和中医的观念拼接，而是从理论上重新研究，采取科学理性的表达方式。

无论国外国内，如糖尿病等慢性病都很常见，癌症的发病率也很高。原因是社会对待健康、对待医疗的观念出了问题。很多病是人为造成的，所以健康这件事情，不仅仅是生病去找个医生，关键是我们最好能做到不得病、少得病，有病及时去医院治疗。

自然医学的基本定位是预防医学。人人都可以了解自己的身体，自我掌握健康，自然医学对于将来医学的发展或者社会医疗保障体系，是非常重要的。

中国古代读书人基本上都懂一点医，那是因为以前读书跟整个的生命观是合在一起的。现在人受的教育，基本上是头脑的一些逻辑理性的知识、技能，但人们对生命、对自己不太了解。

中国有长久的中医文化基础，"冬吃萝卜夏吃姜""感冒了熬点姜糖水"等，这都是自然疗法。自然医学是很经济的、很朴素的，也是很有效的。

美国自然医学院都有类似附属医院的机构，就是我们常见的健康中心，里面有药浴、按摩、针灸，也有药房，进去感觉不到医院的那种氛围，闻不到刺鼻的味道，很漂亮、很舒服。在健康中心，身体上小小的状况都能化解，就不会发展得很严重，到不可收拾的地步，这些都能给我们很多启发。

# 目录
CONTENTS

## 第一部分　健康观念

怎么吸、怎么呼，怎么睡、怎么想，这就是"律"。知道生命的"律"，并遵循它，就是智慧。

## 第六章　清除毒素，还身体一片"蓝天白云"　85

健康是件容易的事，万事皆由心生。我们自己把健康造得复杂，它就变得复杂，造得简单，它就简单。

## 第七章　健康在于"治、养、炼"　109

信心是从"明理"中来，健康要向里求，向生命的"道"求，而不是向外求，向医生求。

# 第一部分 健康观念

第一章

没有正确的健康观，
谈何幸福感

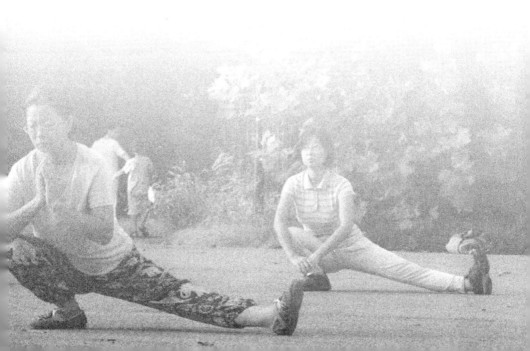

"上游"的问题解决了，"下游"的问题就不难。

健康、养生，是生命中最重要的事情之一。这无须证明，也无须劝说，大家都在做，各有各的方法和理论。有的有效，有的无效，有的在等待疗效，有的还在寻找。但无论如何，大家都希望做到生命和健康由自己掌握。

　　如何获得健康，如何无病或少病，人们一般采用的方法就是定期体检。许多公司有这项福利，许多人也把健康寄托在一年一度的体检上！

　　然而，人们没有意识到，当"病"被查出来的时候，是不是"为时晚矣"？

# 01

## 明白现状，还能坐等健康危机来临吗？

健康危机最主要的原因，是我们自身出了问题。从根本上说，就是我们自身违背了"生命的自然之道"。

### 1. 内源性疾病给健康带来危机

当今世界正在面临着一场严重的危机，这场危机不是经济危机，而是健康危机。

健康危机主要表现在威胁人类健康的前五名大敌，全都是内源性疾病。

对于像癌症、心脑血管疾病、高血糖、高血压、糖尿病等内源性疾病，目前不管是中医还是西医，都无法从根本上治愈，只能在某种程度上加以控制。

产生"内源性疾病"的原因是由于身体内在系统出了问题，现在多发的就是内源性疾病。

相对于内源性疾病，还有外源性疾病，就是说疾病是由外部环境导致的，比方说细菌、病毒、寄生虫，还有风、寒、湿、燥等。

内源性疾病给健康带来严重的危机：一是对生命自身产生的健康危机；二是对个人和国家造成的经济危机。

例如在我国，癌症、心脏病、脑中风、肝硬化、糖尿病这些内源性疾病造成的死亡人数占总死亡人数的一大部分，花费的医疗费用占每年总医疗费用的3/4。这些慢性内源性疾病的增长速度，也在逐年提高。

这意味着，我们在努力发展经济改善生活的同时，内源性疾病又将人们重新拖回疾病和贫困之中。

癌症、高血压、心脏病、糖尿病、肝胆疾病等内源性疾病的发生，主要是由于我们自身系统出了问题。如果自己不采取积极的态度，改变自己不正确的健康观，纠正自己的不良生活习惯，仅靠医疗手段，充其量只能在某种程度上控制和缓解这些疾病的发展速度而已。

## 2. 得了病，再去看医生，已经晚了

首先我们需要知道自然医学和中医、西医有什么不一样，自然医学是做什么的。

现今医学体系中，有西医学，有中医学。通常当人们生了病以后去医院找医生看病，西医的医生首先让你做一些影像检查或血象化验，然后开出各种各样化学合成的药品，用这些药品来控制你的病情发展，或者想办法暂时减轻或消除表现出来的一些症状，这就是西医的方法，也可以概括地说，西医治病就是想办法治疗疾病。

人得了病以后，也可以去看中医，中医的医生是用一些中草药和一些民间疗法，来治疗疾病的。

由此可见，无论西医还是中医，都是把解决健康问题的重点放在如何治疗疾病上面，也就是说，人们得了病以后，再去看医生，其实就是危害已经造成了再去想办法！

## 3. 你的健康，你做主

无论是吃大量的保健品，还是经常去体检，有些人在

被检查出疾病的那一刻，会瞬间感到天昏地暗，像生命就此画上了休止符；有些人踏上了漫长的"劳民伤财"的治疗之路；有些人常年药不离身，例如高血压、糖尿病等，吃喝拉撒被各种禁忌束缚，稍不留神，吃了不该吃的，做了被限制的，身体就要受罪；还有些人查不出什么毛病，整天就是难受、痛苦，不是这里疼，就是那里痛……

医院里人满为患，很多老年人常年靠药物和保健品养着，食不知味，身不由己。

有报道说早晨的小区除了年幼的孩子就是颤颤巍巍的老人，年轻人则奔波在地铁、公交，然后冲进空调房，用各种方法"糟蹋"自己的身体，虽然有些夸张，但也是实情。不仅如此，疾病已经越来越低龄化，年纪轻轻就身患绝症者不在少数。

我们可不可以在疾病来临之前就有所防范，或者说，尽量不让疾病产生？

别给疾病生长的土壤和肥料，更不要种下疾病的种子。或者说，尽量少得病，让健康状况保持在自己可以控制的范围之内。你的健康，你自己做主，而不是完全交给医生和医疗机构！即使去看病，也不要任人宰割。只要得的不是很严重的内源性疾病，我们就有能力让它不发生，即使发生了，我们也有更好的方法去解决。

对身体、对生命有相对清晰的认识和了解，知道生命具有自愈力，按照生命的"道"合理使用和对待身体和生命，不违背生命的规律，不过度使用身体，这就是自然医学的方法。

## 4. 要想健康，就要了解生命

西方对自然医学的理论和方法已经有多年的探索和实践，自然医学在健康、身心的认知和实际操作方面，带来了一种新的可能。

目前，美国、德国等西方国家的一些先行者通过一系列的实践和研究，取得了较为显著的成果。

我在医学临床方面已有三十多年的经验，在美国工作、生活了25年，前15年主要从事中医，后10年主要从事自然医学的理论研究和临床实践。下面我会将这些年累积的对自然医学理论的理解和在临床方面的一些实践跟大家分享。

中华自然医学认为，任何医学都应该架构在人的生命本质上。而生命的本质是什么呢？是物质、能量、信息在一定时空中有序的、多层次的、动态的展现。信息以物质、能量为载体，调控整合物质、能量，并与能量互动互换。而生命的本质是"自我复制、自我更新、自我调解、自我适应"的和谐统一体，因此，要想健康，就要了解生命。

通过了解生命，了解生命的"道"，进一步了解每个人，在整个生命的展开过程中，不断地调节自己与家庭、社会和自然的关系。因为整个世界都是在不停变化、运动的，包括我们自己，因此我们必须适应这些变化，适应生命的"道"和自然的"道"，达成与上述关系的和谐，才能和顺，才能生生不息，不病或少病，不仅对人体是这样，对大自然也是这样。

生命具有自主性调节功能，自主性调节是生命的第一大原理，调节就是道，是规律，俗话讲就是"修行"。

对于健康而言，就是明白生命的自然之道以后，顺应生命的"本然"和"自然"，对生活和生命进行合理调节，具体来说就是调身形、调气机、调心意，就是让自己回归自然、本然。

因此，从根本上着手，才是解决问题的最好方法。

# 02

## 从根源上解决问题

人们过度地崇拜科学和依赖科技工具，导致生活模式发生着根本的变化，生活习惯也越来越远离自然，远离生命的"道"，这正是现在人们健康所面临的最根本问题。

### 1.过度依赖科技，使人远离自然和生命的"道"

当今时代，虽然科学已经可以把分子、原子、量子的运动描述得很清楚，但是用这些物质和能量的概念来定义生命时，却最终"把生命归结于一堆分子的运动"。

这和活生生的生命以及生命的生生之道不符！

因此，目前生物科学的水平，也只能做到描述生命，譬如描述生命具有新陈代谢、应激反应、复制遗传的功能等，而无法告诉我们生命的本质是什么。

科学发展到今天，虽然可以造一架航天飞机，却造不出一只小小的蚂蚁。

因为，生命系统和非生命系统有着内在本质上的不同，它们所遵循的规律完全不一样。因此，生物学、医学在面对生命这样一个复杂的巨系统时，其实刚刚进入一个初级的认识阶段。

我们所崇拜的科学在理论和实践中所取得的巨大成就，也仅仅局限于非生命领域，而在生命领域里却依然面临着巨大困难。

现代科学技术，为人类的生活、工作、学习等各个领域都提供了方便的工具，使人类从繁重的体力劳动中解放出来，极大地提高了生产力水平和生产效率，这是推动人类社会发展的积极因素。但同时也因为人们过度地崇拜科学和依赖科技工具，导致生活模式发生着根本的变化，生活习惯也越来越远离自然，远离生命的"道"，这正是现在人们健康所面临的最根本问题。不解决这个问题，就不能从真正意义上解决人类的健康问题。

我们需要正确地认识高科技的本质，就算高科技有如孙悟空般大的神通，也只不过是将人类的五官功能延长和扩展罢了。

比如电视机拓展了我们的视野，成了千里眼；电话延伸了我们的听力，成了顺风耳；飞机延长我们的脚力，成了飞毛腿；起重机扩展了我们的手臂，成了大力士。

但是，这些高科技只是一些工具而已，永远无法取代人类的意识，更无法取代人的心灵和情感。

高科技专家们预言将来什么事情都可以通过遥控器和机器人来完成。只要手里握个万能遥控器，就可以从网上预购物品，物流派送到家，自动化厨房烹饪，机器人清洁整理家务，更有甚者，可以买个机器人照顾家里的小孩和老人等，智能化时代将解放人类。

然而这些宣传有时会起到误导的作用，人们可以追求高科技，但绝不能远离自然。

几十年前，高科技专家说过，电脑将解放人脑，但是，看看今天的你是被电脑解放了，还是被捆绑了？大脑更轻松了，还是更劳累了？心更烦乱了，还是更清净了？凡事都需要一个度！

高科技确实给我们的生活、工作带来了极大的方便，但是另一面，如果盲目地崇拜高科技和过度依赖科技工具，则会走向越来越远离自然和生命的"道"的危险方向。

高科技本身没有错误，过错在于有些人夸大了对高科技的认识，过度地使用了高科技的工具，使自己变成了高科技的奴隶。

## 2. 违背生命规律，健康容易出问题

现在很多人喜欢玩手机，导致越来越多的人成为"低头族"，他们的精神都被手机"吸"走了，一旦离开手机和电脑，脑子就空空如也，不知所措。

越来越多的上班族，每天上下班需要开车一两个小时，进公司后，人坐在椅子上，一坐就是一整天，回到家里，累得东倒西歪地瘫倒在沙发上，继续看电视、玩手机。

地铁、公交上，甚至有人边走路边玩手机，更有甚者，在等红绿灯的时候也在看手机，伤神不说，而且还很危险。

这种状况下，人们长期处在身体被扭曲，五脏六腑被

挤压的非正常状态，再加上紧张、压力、烦恼、忧愁等精神层面的负面干扰，久而久之便会出现体内气血循环不畅，使毒素堵塞在体内。这将直接导致健康方面的一系列麻烦，例如颈椎痛、腰椎痛、头痛、胸闷气短、便秘、失眠、浑身无力、鼻子过敏等症状，进而先由功能性紊乱致使机体功能下降，再发展到机体器质性病变，形成各种各样的内源性疾病。

这样下去，无病变有病，小病变大病，大病变不治之症。这就是我们现在被颠倒的健康观。

在健康方面，人们都已经深刻地感受到了这场危机的到来，严峻的健康危机必然会在全球范围内引起一场空前的医学变革。医学变革的大趋势，必然从20世纪的疾病医学走向21世纪的健康医学。因此，医学的任务也必然要从解决"疾病的果"，走向预防"疾病的因"。

是否需要迅速觉醒、高度重视、及时行动，重新认识高科技在我们生活中的地位？让生命和生活回归到自然的本质层面，让生命的生生之道升发起来，做高科技的主人而非奴隶势在必行。

每个人的一生都由自己的价值观所决定，你有什么样的价值观，就有什么样的人生。身体没有主权，就会变成意识的工具。健康观是价值观的基础，如果没有正确的健康观，人生事业的大厦就会崩塌，谈何幸福感！

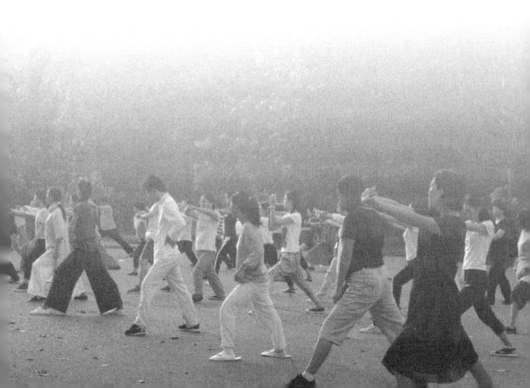

第二章　了解五大生命观念

无论高科技怎样发展，最终都不能取代生命自身的"自然之道"。

# 01

## 人是一个自然的系统

在美国，城郊村庄里居住的都是有钱的高消费者。居住在大城市里面，就是住在水泥块里面，脚不着土地。

全世界自杀率最高的两个城市，一个是美国纽约，一个是日本东京，其中有一个不被人们重视的现象就是那里的人大都住在高层建筑中，长期不接地气，容易罹患忧郁症和恐惧症。恐惧症发展到后期的结果就是选择自杀。

现在，许多人逐渐认识到，住在农村里有一个最大的好处就是接近自然。

然而，为什么在美国，即使人们生活在有如花园般的环境里，癌症发病率每年还是持续上升呢？原来生活中的高科技、电子产品等这些外在的东西使用得太多了，另一方面，人们过量地摄取蛋白质，又缺乏运动，几乎过着机器人般的生活。

因此，无论高科技怎样发展，最终都不能取代生命自身的"自然之道"，因为人是一个自然的系统，所以必须遵守自然之道。这是一个非常关键、重要的理念。

# 02

## 了解生命，才能获得健康

有的人活了一辈子，也不知道生命到底是什么。

你有没有认真去思考过人生最重要的事情是什么？很多人都忽略了，对待生命有时甚至不如对待一件值钱的衣服。不了解生命，怎么能明明白白活好这一生呢。这里只是说，你想获得健康，却不了解生命，你到哪里去找健康？

古人云："知彼知己，百战不殆"，我们对自己的生命不需要深究，但需要了解清楚，才能做好健康这件重要的事。

生命，是信息资源，并且是有限的资源！

这和有人说的"生命就是一堆器官组合加上呼吸"不

同吧？好多人都不去深思这个问题，我之所以提出来，就是想让大家开始认真对待我们的生命和身体，也是提出一个思维的参考点，供大家讨论。

明白了这个原理，相信你会正确对待生命，不再做伤害生命、浪费生命资源的事情，进而学会正确地使用生命资源，给予生命足够的敬畏和感恩！

### 1. 生命的本质是信息资源

人是一套完整的生命系统，因此，说健康就必须从生命谈起，知道生命的本质，才能做对关于健康的事情！

随着新自然哲学的完善，它所建立的物质、能量、信息、时间、空间观，对生命和自然有了较为全面、深刻的认知。自然医学认为：

生命是自主的，因为它是信息进化的产物。
生命是整体的，因为它是环境分化的产物。
生命是历史的，因为它是历史传承的产物。

生命个体的诞生，不是生命的开始，而是生命的延续。因为生命是历史统一体，是与时间轴上的历史无法分割的。

但是，以往的西医学在治疗上忽略了生命的自然、自主性，也破坏了生命自有、自然的整体性，离生命的自然之道越来越远。

人是一个非常繁杂的，由60万亿个生命单位组成的巨型开放系统，是一个自然的产物。在时间轴上的展开就是历史，在空间轴上的展开就是自然环境。其实，人既是历史传承的产物，也是自然界分化的产物，所以人绝对不是一个孤立事件。

人为什么是历史传承的产物呢？因为现代分子生物学告诉我们，细胞核里面有一个简称为DNA的遗传物质，里面包含着许多信息密码。一个人正常的生长、成熟、衰老、死亡都是由DNA信息密码操控的。

人的内脏分化以及人的长相也是由DNA信息密码操控的。所以，DNA物质中所含有的信息密码（简称为"DNA信息"）是我们生命的根本，就像生命大厦的蓝图。

DNA信息是一种独立的软资源。也就是说，在生命系统里边，有三种资源：

第一种是物质资源——组成我们肉体的材料；

第二种是能量资源——提供身体活动的动力；

第三种是信息资源——调节生命全过程中的指令。

生命系统中含有这三种资源，但是哪种资源是最重要、最本质的呢？是物质、能量，还是信息？

弄清这个问题很重要，我们现在就来讨论：

首先，生命的个体从一个小小的受精卵开始，这是父精母血相互结合的产物。一个小小的受精卵，我们从三个层面来剖析：

第一，从受精卵的物质层面来看，这个小小的受精卵有多小呢？得使用放大镜把它放大四百倍，也就是说，它相当于我们头发丝的四百分之一，由于极其微小，所以它所含有的物质资源，可以忽略不计。

第二，从受精卵能量资源层面来看，能量就是物体运动能力的大小，一个小小的受精卵的活动能力非常微弱，因此，能量资源也可以忽略不计。

第三，从受精卵信息资源层面来看，在这个小小的受精卵里边包含了极其丰富的 DNA 信息密码，人一生全部的信息密码都在这个小小的受精卵里面。

因此，我们可以得出这样的结论，生命个体从父母那里遗传到的不是物质资源，不是能量资源，而是 DNA 的信息资源。

生命就是依靠从父母那里遗传到的信息资源，去整合环境中的物质资源（食物）和能量资源（氧气），从一个细胞增殖到 60 万亿个细胞，并打造出一个生命体，即我们的身体。

现在我们知道了：

**生命的本质，原来不是物质，不是能量，而是信息资源。**

这是关于生命的第一个非常重要的观念。

讲这些，目的就是让大家明白生命是什么，谁在主导着生命，生命是怎么运动的。这些就是生命的规律，或者生命的"道"。

明白了这些道理以后，理解疾病、治疗、健康就简单多了。譬如一棵大树，把树根和树干讲清楚了，树的枝、叶部分就简单了。

而现在的治疗方式恰恰不讲生命的根和干，只讲树枝、树叶；不讲生命的"道"，只讲病和病症；不讲活生生的人，只讲分子和细胞，所以存在着许多盲点。

通过上面的论述，我们可以得出明确的结论：

"生命的本质不是物质，不是能量，而是信息"。也就是说，"生命的根就是信息"。

## 2. 生命系统和大自然是一体的

现在，我们再来看看生命的信息资源怎样在时空当中整合环境中的物质和能量资源，而最终形成和展开一个人的完整生命过程。

这里我们只概述两点：

第一点，从物质、能量、信息三者之间的关系来看其中的规律性。

对一个生命个体来说，生命体的本质是信息资源，而不是物质和能量资源。

那么物质和能量资源是谁的呢？是环境的，不是生命本身的。

我们从父母那里只是通过遗传而获得了丰富的信息密码资源而已，所以母亲怀孕以后要吃环境中的物质资源——食物，要呼吸环境中的能量资源——氧气。

*食物和氧气都是环境的，不是生命本身的。*

这些环境中的物质和能量资源进入母体后，由小小的受精卵依照 DNA 中的信息密码，将这些物质和能量资源整合到信息密码中规定的有序位置上。细胞有序的增殖过程，经过 9 个月的时间打造出了一个完整的生命个体出来。

我们从中可以看到，原来生命个体的形成过程，就是 DNA 信息资源有序地整合环境中的物质和能量资源的过程。

正如盖大楼的过程，让大吊车（能量资源）把钢筋水泥等建筑材料（物质资源）放到大楼图纸（信息资源）规定的有序位置上，道理相同。

由此可以得出结论：

**信息资源的功能就是有序地整合环境中的物质和能量资源。**

这是关于生命的第二个重要观念。

第二点，从自然界的演化、进化、进步的历史来看，地质学家告诉我们，地球有 50 亿年的历史。

当它演化到 15 亿年的时候，由非生命物质产生了生物大分子（蛋白质），接着又经过了 35 亿年的进化，由最低级的生命形态——微生物，逐渐进化到了生命的中级形态——植物，再进化到了生命的中高级形态——动物，最终进化到了生命的高级形态——人类。

由此得出结论：

**生命是环境分化的产物。也就是说，生命系统是自然环境的一个子系统，是地球母亲的一部分，我们和大自然是一不是二，我们和它是一体的。**

这是关于生命的第三个重要观念。

## 3. 生命本身，实质就是信息进化体

生命在进化过程中经历了四个阶段，那么，进化的实质到底是什么呢？达尔文先生说自然界的环境变化造成了物种的变异，造成了物种的竞争，能够适应自然环境的竞争者就留下来继续繁衍生存，不适应的就被大自然淘汰掉了，这是他从自然环境的外在因素看到的生命的进化。

现在，我们从生命的内在变化来剖析生命的进化，生命有四个等级，即微生物、植物、动物、人类。我们从分子水平上来观察生命这四个等级在物质、能量、信息这三个层面在进化过程中的变化，从中看看可以得出以下三个结论：

（1）从物质层面看，也就是从它们的物质组成，即用的是什么材料来看，生物科学家发现所有的生命的等级，不管细菌也好，植物也好，动物也好，人类也好，其构成的材料是一模一样的，都是以蛋白和核酸为主材料打造的生命体。这就说明了，在35亿年的进化过程里面，物质层

面的材料没有变化，也就是说没有进化，保持了高度的保守性。

（2）从能量层面看，生物科学家发现，这四个等级的生命系统所运用能量的基本形式一模一样。植物是靠光合作用产生为 ATP（全名叫"三磷酸酰苷"）的生物能量物质。而动物和人类通过呼吸作用来生产 ATP。说得形象一点，ATP 就如同细胞中的小电池，细胞里边用的小电池都一模一样，35 亿年没有变化，在能量层面，所有生命等级所采用的能量形式都一模一样。原来，在进化过程中物质和能量都没有发生变化，那么，为什么生命的等级在功能上会相差那么多呢？为什么细菌和人的功能有天壤之别呢？

（3）从信息层面看，生物科学家们发现了问题，在大肠杆菌这个微生物的 DNA 里，只有 1440 条信息，而我们人类的 DNA 含有近 30 亿条信息。原来生命的四个等级在细胞的 DNA 中所含的信息量，无论在数量还是在质量上都存在着巨大差别。

由此可见，进化的实质是信息在进化，而不是物质和能量。达尔文从生物进化的外在环境方面，看到了生物进化的外在因素——自然选择。而我们从生命进化的内在信息方面，看到了生命进化的内在因素——信息进化。

**生命本身，实质就是信息进化体。**

这是关于生命的第四个重要的观念。

4. 生命是历史传承的产物

那么，生命这个信息体是从哪儿来的？一个生命个体的诞生，是你的祖祖辈辈的 DNA 信息累积的结果。因为你是你父母生的，你父母是他父母生的，他父母是他祖父母生的，这个遗传链从来没断过，35 亿年都没断过。

你能够诞生在这个世界上，是多么了不起的一件事。大自然用了 35 亿年才造就一个人，是件奇妙的事，这就是人和机器的根本区别。

在细胞核中 DNA 的信息链里边，累积了两个东西：一是祖祖辈辈的信息，二是每个生命个体自身增加到 DNA 信息链里面的信息。这些东西又不断地传承下去，所以生命（人）是历史传承的产物。

从整个生物的信息链上来看，你的出生不是生命的开始，而是生命的继续，是你父母生命的继续，你父母是他们父母生命的继续，所以你是你祖祖辈辈生命延续而形成的产物。由此可以得出两个重要结论：

（1）生命是信息进化的产物。

（2）生命是历史传承的产物。

也就是说，

（1）生命进化的内在因素，是信息在进化。

（2）如果把生命放到时间轴上展开，我们就会发现，生命是历史与现实的统一，生命与历史（时间）是不可分割的，生命与信息的进化是不可分割的。

我们总结出生命的三大基本原理是：

第一，自主性调节适应原理：生命是信息进化的产物。生命有机体是以由进化形成、由遗传获得的"DNA 基因编码信息资源"为核心，通过内在的"自主性调节"功能，实现生命活动与其生存环境相适应的全过程。

第二，整体性动态和谐原理：生命是环境分化的产物。

生命系统的产生，是其外部生存环境高度的动态和谐运动分化的结果，即生命系统是其生存环境的子系统。

在生命个体系统的生成过程中，内部具有整体同源性、同体性以及同时运动性，表现出系统内在的高度动态和谐性。

第三，历史性起源进化原理：生命是历史传承的产物。

生命有机体的现有状态是其历史进化的缩影与延续。

生命个体系统中的"DNA 基因编码信息资源"，是大自然经历几十亿年累积与传承的产物。因此，生命个体的诞生不是生命的开始，而是生命的延续。

生命有机体是起源、生成、遗传、进化、整体运动的历史统一体。

上述原理告诉我们，生命和历史、生命和自然是不可分割的，破坏自然，就是破坏生命自己。我们今天把历史断了，就是违背了"道"，就会产生许许多多的问题。所以我们需要保持一种对生命更大、更高的接纳和敬重。

从自然医学角度看到的是生命本身的"道"，它与历史传承是一体的，与祖先是一体的，与父母是一体的，与大自然是一体的。

这是关于生命的第五个重要的观念。

认识这个整体概念以后，我们就应该知道怎样对待父母、对待祖先、对待自然了。

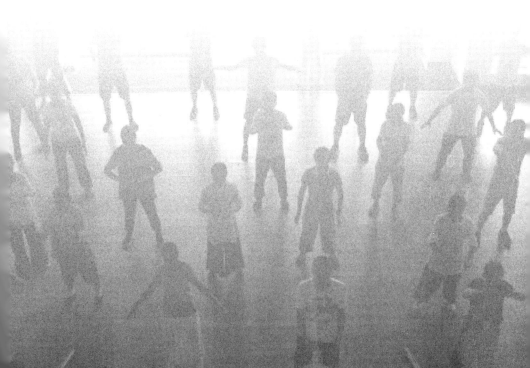

第三章 三流循环得好，身体才健康

每天把饮食和排泄做好了，体内就不会有毒素；把呼吸做好了，就不会有堵塞；把睡眠和思维管好了，就不会有紊乱。

# 01

# 什么是三流循环

自我生成、自我更新、自我调节、自我修复、自我复制、自我遗传，是生命自然之本能、内在之动力，是健康的根本。

农民将大树的种子种到土壤中后，能做的只有浇水，施肥，照顾好环境，这颗种子如何长成大树只有种子自己知道，农民不知道。同理，我们的细胞如何调节与修复，只有细胞知道，而医生不知道。

生命的本质是贮藏在细胞核中的 DNA 信息资源，而不是外部环境中的物质和能量。生命是一个开放的、繁杂的巨系统，生命系统是依靠 DNA 的信息资源来整合从环境中吸取的物质和能量资源而形成的。这个系统要维持正常的运作，就必须与环境进行三类交换流通，因此，生命系统与环境形成了三个交换流（以下简称"三流"）：

(1) 物质流：饮食与排泄。

(2) 能量流：呼出与吸入。

(3) 信息流：睡眠与思维。

健康出于这三流，疾病也出于这三流，健康与疾病是同一生命系统中两个相互转化的状态。

三流循环，决定了生命体的状态。人健康或生病，是根据三流交换流通的状态来转化的。三流流得好，就健康，反之，就生病，所以"成也萧何，败也萧何"。

但是今天，我们把它们分开了，以为疾病就是疾病，得了疾病就去看医生；以为健康就是健康，健康与医生没关系，其实两者为一。

这里有个重要的理念，那就是：

决定生命体状态的是物质流、能量流、信息流。

可以说，健康成于三流之序，败于三流之乱！

# 02

## 三流循环，维持生命的状态

三流循环是怎么运作的呢：吃和排，吸与呼，睡与思！

这是机体运作的基本规律，做好了，健康无忧；做错了，病的"果"迟早到来。

三流循环里边的物质流、能量流、信息流，落实到生活里，正好对应着维持生命的三个基本活动，也就是说，我们每天必须做三件事：

一、吃；

二、呼吸；

三、睡眠。

这三件事是生命活动中缺一不可的，也是不可替代的。

## 1. 物质流

第一个流是吃与排。我们吃的食物都是从环境里来的，我们又将消化后的渣滓排泄出去，给了环境，这一进一出，就是一个流，我们叫物质流。

## 2. 能量流

第二个流是吸和呼，我们吸进氧气，在体内进行氧化反应，产生能量，然后呼出二氧化碳。吸进的氧气从大自然来，呼出的二氧化碳给了大自然，这个流，我们叫能量流。

## 3. 信息流

第三个流是睡和思，说得具体一点，思就是思维。思维是意识的外放，睡眠是意识的内收，这一收一放，又是一个流，我们叫信息流。

人活着，就靠这三流循环来维持生命的状态：

吃得正确，排得顺畅（物质流）；

吸得饱满，呼得干净（能量流）；

睡得按时，确保品质（信息流）。

这是机体运作的基本规律，违反了，就是在制造病的因，病就迟早会到来。

这个规律就在我们身边，每天把饮食和排泄做好了，体内就不会有毒素；把呼吸做好了，就不会有堵塞；把睡眠和思维管好了，就不会有紊乱。身体的内环境是干净的、疏通的、有序的，生命的六大自我运动的功能就可以充分发挥，生命力就可以充分展现。

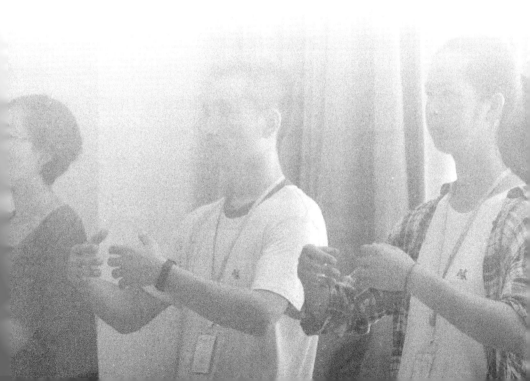

第四章　『毒、堵、乱』是健康的三大杀手

"毒、堵、乱"，是造成机体内环境恶劣的根本原因，也是所有内源性疾病最根本的病因。

造成疾病的因素很多，如果我们从生命系统三流交换的最基本层面来分析，就能抓住疾病问题的主要矛盾，我们就会发现病因：

　　在物质流的层面上，出现的最基本问题是毒素太多；

　　在能量流的层面上，出现的最基本问题是堵塞严重；

　　在信息流的层面上，出现的最基本问题是系统紊乱。

# 01

## 人体毒素从哪里来？

第一个流是饮食与排泄，如果第一个流——吃和排转不好，毒素问题就出来了，因此，毒素是第一大致病原因。

毒素产生的渠道大概有食源、水源、气源、药源、心源、磁（声、光、电）源等方面。

### 1. 食源毒素

植物类的食物产品，例如谷物、蔬菜、水果等，在种植时，人为地施加了过量化肥、杀虫剂等，这些化肥和农药不仅残留在农作物表面，也被农作物吸收到内部，进而被人们吃到肚子里。

动物类的食物产品，例如猪、牛、鸡、鸭等，在饲养过程中，被人为地添加了过量的促生长激素和抗生素。这些激素和抗生素被动物吸收到体内，也被人们吃到肚子里。

　　在食品加工和贮存过程中人为添加各种色素与防腐剂，这也增加了食品中的毒素含量。

　　上述三种情况，在现代社会生活中已经成为难以避免的毒素来源，如果选择少吃或不吃动物类的食品，就能够大大地减少毒素的摄入。

　　如果我们机体的消化系统、肝脏系统、肾脏系统的功能低下，机体中所产生和累积的毒素无法被充分分解和有效排泄，会使血液中的含毒量升高，浓度增大，正常细胞会被毒化。这些毒素很难排出体外，因而造成细胞与毒素之间的恶性循环。

　　我们在吃饭的时候不专心，比如说话、看电视，看报纸、杂志，甚至边吃边看电脑等，就会严重地影响到机体的消化吸收功能，因此也会产生更多的毒素。

　　摄入的食物一旦超过了身体所需的正常量，那么摄入的食物超出的量越多，机体所产生的毒素也就越多。摄入的食品越不新鲜，在体内所产生的毒素也就会越多。

如果不能保持每天 1 ～ 2 次充分的排便，那么大肠中粪便的毒素就会被吸收到血液中，污染血液。因此，便秘是健康的大敌。如果每天排尿量少于 1000 毫升，则血液中的毒素就很难被完全排出体外，就会滞留在机体内毒化我们的细胞。

便秘是许多人久治不愈的顽症，三天不大便，毒素就会沉积在身体里边。有时候我跟病人讲，你身上蹭上一点点粪便，你得赶紧洗衣服、换衣服，可是三天的粪便存在你肚子里，你不怕，不着急，还觉得没事，这是不是无知呢？讲到这里，我想起一句养生的名言——"要想不死，肠中无屎"。

### 2. 水源毒素

自然环境被污染，例如土壤污染、大气污染可能会引发水源污染。人为的排放各类污水，同样会造成水源污染。

饮用水的器皿，例如塑料杯、塑料碗以及洗刷时所用洗涤剂的残留物等，也会形成水源毒素。

### 3. 气源毒素

汽车尾气，工业烟尘的排放，密闭空间中的浊气等都会造成气源毒素。例如某些办公大楼或者住宅楼，长期靠空调和冷气机调节内部的空气质量。假如这些空调或冷气机中的过滤网不能定期更换，其中就会沉积大量的灰尘，滋生大量的细菌，反而会造成室内空气的污浊。

人体自身内部也会产生一氧化碳或二氧化碳污染。假如胸腔因为某些主客观因素而引起了肺功能下降，就会使肺部扩张力不够，吸氧量不足，造成体内氧化反应不完全，这样就容易在体内产生少量的一氧化碳和二氧化碳滞留，从而污染肺部。

### 4. 药源毒素

任何一种化学合成药物对身体而言都是毒素。药物进入体内后，肝、肾必须在4～6小时内将药物分解排出体外。如果长期过量服用这些药物，必定会造成肝、肾的工作负荷过重，效率下降，最终导致肝脏、肾脏的损伤，同时也会造成免疫系统的效率下降与紊乱。

俗话说"是药三分毒"，即使是中草药的使用，也要适度、适量，否则也同样会毒化和损伤身体。

长期服用过量维生素，同样会造成维生素中毒。目前在美国就有许多老人因为服用过量维生素而引起中毒。

5. 心源毒素

多思多虑、各种负面情绪都会在身体信息层面产生毒素污染。当人发怒或发脾气时，机体会产生很多类似去甲肾上腺素的激素，让机体变得紧缩和颤抖，这实质上是一种"中毒"现象。

因思绪太多造成睡眠障碍，机体就没有充分的时间来调节系统，达到机体固有的有序度标准，造成机体系统性紊乱，进而造成细胞和分子微观层面的紊乱，因此也会产生很多毒素，如自由基、毒素酶等。

一些负面的意识，一定会造成社会关系的扭曲，烦恼忧愁也会随之增多，进而造成机体的紧张和紊乱，促使机体内部形成更严重的"堵塞"，从而使机体累积更多的毒素毒化细胞。

## 6. 磁源毒素

如今的生活环境中充满了电磁场，而且强度越来越高。大量的电器，例如手机、计算机、游戏机、电视、收音机、电磁炉灶、微波炉等发射的电磁波都辐射着机体的细胞，并严重干扰着机体自身固有的生物电磁场，这势必影响细胞膜内外离子浓度的相对稳定性。

如果机体长时间受到电磁辐射的干扰，会造成机体系统紊乱及细胞损伤。更可怕的是人们的生活方式，越来越多地依靠高科技产品，使生活越来越远离自然，人也因此逐渐失去了长期进化而形成的自然本能。

# 02

## 堵在哪儿，瘀在哪儿，病就在哪儿

第二个流是呼出与吸入，呼与吸形成一个流，如果呼吸的运动转得不好，会产生什么结果呢?

呼吸不够会造成体内缺氧，产生的能量就会低下。当能量低于标准时，生命系统就容易形成堵塞，因此堵塞是人体的第二大基本病因。

造成堵塞的原因很多，这里重点说一下呼吸运动和人们在行、立、坐、卧中的体型结构方面出现的问题。

### 1.呼吸问题导致的堵塞

看到这里，许多人会说谁不会呼吸啊，然而，我们还真的有误区和不足。

（1）如果呼吸运转不好，会产生什么样的结果呢？

点一支蜡烛，它燃烧得很好，但是用杯子一罩，火焰熄灭了，为什么呢？因为没有氧气了，氧化反应停止了。同理，一个人站在这里，如果用个大杯子罩起来，三四分钟就会窒息死亡，为什么呢？因为没氧气了，氧化反应停止了，生命的火焰也就熄灭了。

我们的生命就是个氧化反应，是个燃烧过程，只不过蜡烛的燃烧叫作剧烈氧化反应，我们机体的燃烧叫作缓慢氧化反应。你身体的温度哪来的？来自氧化反应的放热过程。生命里面许许多多的生化反应，都是靠氧化反应来提供能量的，就像我们今天的人类社会，所使用的能量如电、热、光都是从石油来的。

石油从哪里来的？追得更深远一点，就是从太阳来的，那是最基本的能量。我们人类的生命个体能够利用的能量，只有一种形式，那就是氧化反应，我们无法直接利用其他的能量形式。

电能好不好？好。光能好不好？好。但是你用不了，你只能用氧气。老老实实地去吸氧，老老实实地做深呼吸吧，这是实实在在的"补气"。

（2）我们真的会呼吸吗？有人说，我们每个人每时每刻不都在呼吸吗？难道呼吸还有什么不一样？

首先，我们得明白什么是正确的呼吸，答案只有一个，就是自然呼吸。什么是自然？初来人世的样子就是自然，就是本能，就是生命的"道"。所以每一个小孩子生下来都是用腹式呼吸，哭的时候最明显，小肚子一鼓一鼓地动，这就是最自然、最正确的呼吸。

小孩子的能量足，不忧不惧，气血运行非常旺盛，用的就是腹式呼吸。

刚生下来时，每个人都有两个泵，一个叫血泵，一个叫气泵。血泵就是心脏，气泵就是丹田，这两个泵一起工作来运行气血。所以小孩们的能量很多，不停地在动，气血运行得非常旺盛。

随着发育成长，一些不正确的习惯形成了，身体就坍塌下去了，气泵就慢慢被废掉了。正常情形下是两个泵在运作的系统，现在剩下一个泵工作，你说心脏累不累，两人干活现在变一个人了，所以很多人感觉心脏不对劲儿，这就叫不合理，就叫违背生命的"道"。

（3）会呼吸才能保护你的心脏。你想爱护你的心脏，应该怎么办？把气泵用起来。丹田腹式呼吸也叫第二心脏。如果从解剖的角度来讲，机体内部分成了上下两个空腔体，好像两层楼，心、肺住在胸腔二楼，肝、肾、肠子等住在腹腔一楼。一楼的这些脏腑内容物都被挂在天花板上，即挂在上下楼之间很厚的横膈膜上。当用腹式呼吸时，实际上是在上下摆动横膈膜来改变胸腔容积，使空气进出，这对心脏有好处。

（4）气虚血虚，用腹式呼吸就可以调理。现代人气虚血虚非常常见，除了吃中药，还有什么办法？腹式呼吸可以帮你缓解，它有两个好处：

第一，它会使整个脏腑发生非常柔和的运动，相当于给内脏按摩，能够促使内在气血循环得到较大改善，相当于心脏的功能一样，所以叫第二心脏。

第二，它比胸式呼吸的吸氧效率高很多，增强了机体氧化反应所提供的能量。以后，如果气虚，血虚，首先要做深呼吸，做腹式呼吸，不是非得让中医师给你开个补气的药方。

假设有个炉子，里头放了很多正在燃烧的煤，但炉子里的火不太旺了。因为炉子里有煤，我们不能再添加，仔细观察，发现原来是炉子被炉膛里面的煤和煤渣堵得不透气了，这个时候怎么办呢？有两个办法，一是往炉子里添加助燃剂，火一下子着起来了，但不久又恢复原状。这就是说，当身体缺乏运动、缺氧的时候，即使吃了补气血的药也都是暂时的效果。第二个办法是加一台鼓风机，一吹氧气，火很快着起来了，而且可以产生持续的效果。这台鼓风机就在自己的手里，因此真正的补气方法是做深呼吸。所以气虚、能量不足就要老老实实地做深呼吸，这才叫真补气。

## 2. 身体歪斜，气脉不通

中国古人讲究"站如松、坐如钟、行如风"，这是有一定道理的。身体是一个小世界，这个"世界"需要保持干净整洁、道路通达、惠风和畅。身体内部交通堵塞，身体"世界"歪斜、塌陷，得病便是自然结果。

（1）不正确的身姿会导致"堵塞"。站没站相，坐没坐相，行、立、坐、卧都会导致机体结构变形，通道歪斜，气血自然不畅；身体的姿势结构，是我们生命赖以生存的"楼房"，如果我们行、立、坐、卧的姿势不正确，机体中的五脏六腑就如同住在倾斜的楼房中，会处于紧张状态，没有安全感，工作效率会大幅下降，长此以往必然产生气虚现象，从而导致能量水平低下。

同理，姿势不正确还会引起四肢关节周围的软组织，即肌肉、肌腱、筋之间不合理的牵拉和扭曲，造成大量中小血管的结构性堵塞，从而引起各种疼痛，几乎 70% 的疼痛都与姿势不正确有关。

还有许多不正确的健美方式，也会造成肌肉拉伤，什么 A4 腰、小蛮腰、过分的肌肉等，身体很紧，气脉、血脉难以通过，这个道理很明显，气血是在松软、宽松的环境中舒适、流畅，还是在寒冷、狭窄的环境中舒适？当然不是说胖子就好，胖本身就有一定的问题。

（2）某一种姿势持续太久，会造成机体局部的软组织过度疲劳，从而引起收缩性堵塞。比如说脖子，人在使用电脑时伸出来，脖子的位置不合理了，脖子后面的两条大筋被持续拉紧后会变硬。

第二个，肚子不能凸出来，要管住它，其实就是说把五脏六腑放在盆腔里边，肚子出来了，结构就不合理了。

再有，坐姿太随便，好像没有骨头架子，坍塌式坐姿会造成结构不合理。

每个人都要树立这样的观念，行、立、坐、卧都是在调整身体，都是在修行，修就是调整，行就是做到。这叫功夫，功就是方法，夫就是时间，方法加时间就是功夫。如果你身体结构不合理，肯定会因卡住而形成堵塞。

# 03

# 都紊乱了，还能没病吗？

第三个流是睡眠与思维，也就是意识的收放形成了一个流。生命的本质是信息，信息的作用就是调节生命系统的物质和能量达到有序。睡觉的过程就是调节和整理机体的过程。

紊乱是大事，不是小事，睡觉是大事，不是小事，这里重点说说和我们人体健康密切相关的睡眠。

## 1. 生命越有序，越健康

紊乱，生命力就会下降！

睡眠与思维如果做得不好，紧张、压力、胡思乱想、烦恼，忧愁一大堆，再加上晚睡或睡眠不好，第二天一定会头脑混沌不清。从生物学的角度讲，是大脑处于紊乱状态造成的。因此，机体紊乱是造成内源性疾病的第三大原因。

前面讲过，生命的本质是信息，信息的作用就是调节生命系统的物质和能量达到有序。越有序，越健康，有序性是描述健康最深刻的概念。一旦失序，物质和能量就会处于紊乱状态，生命力就会下降，下降到一定程度，就会像电脑一样突然"死机"了。当电脑的软件部分紊乱，电脑就会出现"死机"现象。当生命信息系统出现极度紊乱，机体出现的"死机"现象就叫猝死。

新闻有报道过，一位 15 岁的少年在网吧打游戏，三天三夜不睡觉，突然死了。是什么原因呢？其实这就是一种"紊乱崩溃"。


2. 三天不睡觉活不了


为什么要睡觉，睡觉的过程就是调节和整理机体的有序过程。机体不允许生命系统的有序度下降到临界紊乱崩溃的程度，一旦下降到这种程度，就会出现紊乱崩溃现象，也就是说，维持生命基本活动的心脏和呼吸这两大生命特征就会"死机"，产生猝死。

古代有一种刑法，不打不骂，就是不让犯人睡觉。不超过 72 小时，让犯人签字承认杀了十个人他往往都签，因为他实在是受不了。所以睡眠是大事，不是小事。

### 3. 晚睡觉是大事，不是小事

重要的事情不仅要说三遍，还要反复、重点地说，晚睡是造成癌症发病率高和生命品质下降的重要原因。

晚睡会造成体内湿气严重，机体紊乱，为什么癌症在美国的发病率这么高，其中三大因素之一就是晚睡。

按现代美国人的生活习惯，几乎 70% 的成年人晚睡，12 点之前很少有人睡，90% 的青少年更是习惯晚睡觉。他们都认为这是小事，没有什么大碍。

### 4. 晚上不睡，白天补够时间，也不行

凌晨 1 点钟睡觉，第二天早晨 9 点钟起床，照样有七八个小时的睡眠时间，不是一样的吗？

错了，完全错了。植物都是晚上抽穗、拔节，人也是

在熟睡中生长、调整和修复。

睡眠这件事不仅仅与睡眠时数有关，还与非常重要的"序"相关。机体内有一个时间软程序的存在。序，就是秩序，生命系统在时间轴上有一定的严格要求。

农民种庄稼，都知道在24个节气里有一个"芒种"。有一句顺口溜叫"芒种芒种，过了芒种不可强种"。过了芒种，你再种，不结果实了，这就是"序"。150天成熟的稻米，芒种之前和芒种之后种，结果完全不一样。睡觉也是一样，不仅仅有时数的问题，还有时间序（生物钟）的问题。生命的活动是有序进行的，颠倒了这个序是不可以的。它是生命随着日月星辰的轮转，在长期进化过程中逐渐形成的，是客观的存在，是不依你的主观意志为转移的铁律。

5. 细胞的新陈代谢主要在睡觉时进行

身体自我调整的程序主要在睡觉时才开始启动，你颠倒了它，它就会乱。乱了以后会产生怎样的后果呢？下面从生物学和医学的角度来谈一下。我们睡觉期间，机体实际上在做两件非常重要的事情。

第一件重要的事是修复和再生的工作。身体这个有机体每天都要进行新陈代谢活动，大概有 300 万到 500 万个细胞死掉，同时也有几百万细胞再生。如果新陈代谢旺盛，说明机体在发育成长，反之则说明机体在走向衰老。细胞再生的时间主要在晚上睡觉时进行，就如同庄稼生长。

我们机体的工作程序是这样的，当意识停止工作的时候，也就是意识信息不去干扰细胞 DNA 信息时，身体自我调整的程序就启动了，开始修复、更新、调节等。新的细胞是怎样被再生出来的呢？那就是复制过程。

机体 60 万亿个细胞都是由一个细胞（即受精卵细胞）产生出来的，而且每个细胞核里的 DNA 信息密码一模一样，这其实就是一个复制过程。复制就是复制 DNA 这个遗传密码。DNA 遗传密码的结构是条双螺旋的大分子链，这条链首先要解开旋转，然后分成两条单链，再各自移动到细胞两端。这时细胞就从中间断开，变成各自含有一条单链的两个半成品新细胞，随后，新细胞按照从母细胞那里得到的单条信息密码的链做模板，用蛋白质和核酸材料配制出和模板一模一样的新的单链。然后这两条单链抱在一起形成螺旋，就完成了 DNA 信息密码的复制工作。被复制出的两个新细胞就与母细胞一模一样了。机体细胞的再生，是按照一个变两个，两个变四个的几何级数增殖的，它复制的精确度是十万分之一。

假如复制 300 万个新细胞大约有 30 个细胞出错，这 30 个出错的细胞，只要是在机体的修复能力之内，很快就会被修复好，所以机体中就没有"问题细胞"的出现。

夜间是细胞的修复时间，如果修复不了的话，这些 DNA 出错的细胞就变成了日后的问题细胞。

如果晚间不睡觉，就相当于用意识去干扰机体的复制工作，机体复制细胞的出错率就会成百倍上升。本来机体在正常工作状态下，免疫系统可以修复 30 个出错细胞，现在一下多出来了 300 个，机体的工作能力只能修复 30 个，剩下的那些怎么办？修复不了，这些出错细胞就变成了日后的"问题细胞"。它们就是造成身体疾病的隐患，所以晚睡实际上就已经在制造病的"因"。

睡觉期间机体做的第二件重要事情就是：

（1）按照 DNA 的密码指令调节机体功能；

（2）按照神经调节系统的指令调节机体功能；

（3）按照内分泌系统的指令调节机体功能；

（4）按照免疫系统的指令调节机体功能。

机体按照上面四个指令来统筹、协调机体各个子系统和整体系统的有序性。机体的这种有序调节，是随着日月星辰的变化，在长期进化过程中形成的，是生命运动在时间轴上的一条规律。

晚上不睡觉就是违背了生命有序调节的规律，会造成机体系统的紊乱，进而加剧内环境中毒素累积和堵塞的程度。

综上所述，造成机体紊乱的因素很多，矛盾复杂。但是，只要让生活回归到"自然"，一切就会变得很简单，这就是大道至简。

因为生命的运动本来就自动遵循着自然的、简单的"道"，是人在日常的生活工作中人为地改变了生命的"道"，才使得健康问题越来越繁杂，越来越紊乱，身体也就越来越多病。

"世上无烦恼，处处自己找"，就是这个道理。

# 04

## 癌症是从天上掉下来的吗?

癌症是从天上掉下来的吗? 是身体里本来固有的吗? 都不是!

癌症是身体内部系统出了问题, 导致一系列正常细胞慢慢地演变成了癌细胞, 如同自家的好孩子变成了坏孩子一样, 究竟是什么原因呢? 原来是细胞的生存环境出了问题。细胞生存在一个"堵、毒、乱"的恶劣环境中, 一定会由好的或是正常的细胞慢慢演变成癌细胞, 这通常需要8 ~ 10 年的时间。

造成癌症的原因很多, 这里重点说说不良生活习惯。

## 1. 睡眠不足，给癌症"施肥"

因为睡眠不规律等问题所造成的问题细胞，就像刚出生的小孩子先天不足，后天又没有受到很好的照顾，受到"毒、堵、乱"的恶劣环境的打击，就会进一步损伤。

当损伤到它们的细胞膜或细胞质的时候，表现出的主要问题是炎症反应，例如肝炎、肾炎。当再进一步损伤到更深层的细胞核时，也就是伤到了细胞的大脑，即 DNA 信息密码时，它们就变成了癌细胞。

可见晚睡觉是多么严重的问题。首先会导致机体产生大量的问题细胞，埋下疾病的种子。而这些虚弱的问题细胞又在后天的"毒、堵、乱"恶劣环境的打击之下，一步一步受伤，当有一天它的脑袋出了问题，就演变成癌细胞。请大家记住，晚睡觉即熬夜，是造成癌症的重要原因之一。

## 2. 机体缺氧，癌症会乘机作乱

吸氧不够，不运动，整天窝着使用电脑，走路弯腰驼背，胸廓打不开，女生乳罩太紧等，都是造成机体局部细胞缺氧的原因。

首先谈谈吸氧不够的问题，机体吸氧不够也会导致细胞核中 DNA 信息密码的突变。

细胞有两种生存方式，一种叫有氧呼吸，一种叫厌氧呼吸。假如细胞得不到足够的氧气来维持生存，为了继续活下去，它就要从有氧呼吸转变成厌氧呼吸。这样的转变实际上是在细胞核的基因组里发生了非正常的无序变化，我们叫基因突变。这种基因突变会损伤到抑制不良细胞增殖的基因组而产生癌细胞。

### 3. 消化不掉的营养会变成毒素

产生癌症的第三大原因就是摄取大量的蛋白质。蛋白质是营养素当中最高级的，因为它既可以当做构成细胞的主要材料，又可以当做燃料来燃烧产生能量。但是，当机体吸收消化不了那么多时，多余的蛋白质怎么办呢？我们必须要把它清理出去，否则，它就会变成毒素。

机体在清理蛋白质的时候，需要付出大量的工作，非常劳累。因为蛋白质是生物大分子，分子链又大又长，结构又繁杂，就像拆一个钢筋水泥的楼房，机体要产生许多酶，才能将蛋白质切成小碎片，然后通过肾脏把它过滤出去。如此大量的工作会造成肝肾等脏器十分劳累，工作效率逐渐降低，进而功能下降，器质受损。更严重的是，当机体无法分泌出足够的酶切断这么多的蛋白质，大量的蛋白质就会转化为毒素，在体内形成一种叫做"切割酶"的特殊物质，它有能力进入细胞核去破坏 DNA。DNA 链是非常牢固的，不是一般的病菌、毒素、酶可以破坏的。只有蛋白质形成的这种特殊的酶，才能进入细胞核中破坏DNA 信息链。

所以，人们大量地摄入蛋白质，以为吃虾、肉、蛋、奶可以获得大量营养，却没想到如果用不掉，反而会给健康带来非常严重的甚至是灾难性的危害。

为什么美国人每年癌症发病率还在升高，而且有年轻化、家庭多成员化发展的趋势。这是因为在美国人的生活模式中普遍存在着摄取大量蛋白质、缺乏运动导致体内缺氧、晚睡熬夜这三大致癌因素。

这些因素都是内在的，加上食品、水、空气等外环境的污染，那就更雪上加霜了。

## 4.很多癌症是人为造成的

要远离癌症，首先从自身做起。

30 年前，我们很少听到"癌症"这个词。我还记得每年只有一次机会能吃到大鱼大肉，就是过年的时候，所以那时候得癌症是很稀奇的事，好像离我们很远很远，而现在患癌症的人却越来越常见。

也可以形象地说，癌症就像一个无形的恶魔，悄悄地接近每一个人。对这个危险性和可能性，不能够抱侥幸心理啊！

我在美国这许多年来一直研究癌症问题，我发现几乎每一位朋友被诊断为癌症时，第一句话几乎都是问了一个问题："为什么会是我呢？"他们抱着侥幸心理，以为这种不幸的事不会发生到自己头上。

有时我会反问他们："为什么不是你呢？"

我们来帮他们分析一下：

第一，看看"吃和排"做对了没有？有人大鱼大肉天天吃，以为是"口福"，虽然鱼、肉是新鲜的，但到了肚子里面，却几乎有一半腐败成粪便，再加上大便干燥，三两天不排便。饮食与排泄没有做对，体内毒素就一定多。

第二，瞧瞧姿势：弯腰弓背，脖子探出，大腹便便，身体结构不合理，不懂得丹田呼吸，又忙得没时间运动。第二个圈也没做好，呼与吸的交换运动没做对，机体内部一定堵塞，缺氧。

第三，由于各种原因引起紧张、压力、胡思乱想、烦恼、忧愁，再加上晚睡、熬夜，第三个圈也错了，睡眠与思维没管好，机体一定存在着系统性紊乱。

被"毒、堵、乱"长期占有的人不病谁病啊！

这么一分析，原来是这么回事，于是明白了，不怨天尤人了。

所以说，癌症的"因"是人自己造的，"果"也一定会来，这就是"因果律"。

讲到这里，大家清楚不清楚疾病是谁造的？是自己造的；健康是谁造的？也是自己造的。

我们可以得出结论：许多人像刚才那位朋友一样会问"怎么会是我"，其实他根本不知道自己每天造了那么多疾病的"因"，更不知道在机体里面造了"毒、堵、乱"的因，无知啊。

　　总之，疾病会打破生活的平安与喜乐，造成内在的紊乱与焦虑，外在的痛苦与折磨，重大疾病会摧毁人的人生，难道不足以唤醒我们的健康意识吗？

第二部分 健康方法

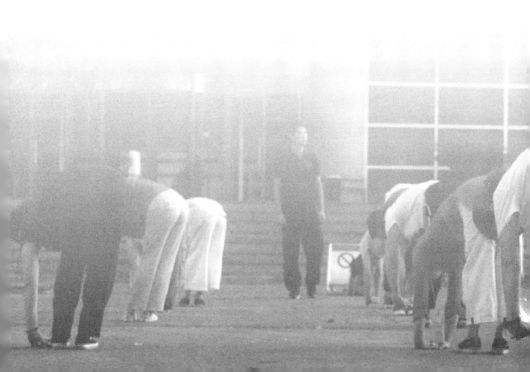

第五章

**生命在于自我运动**

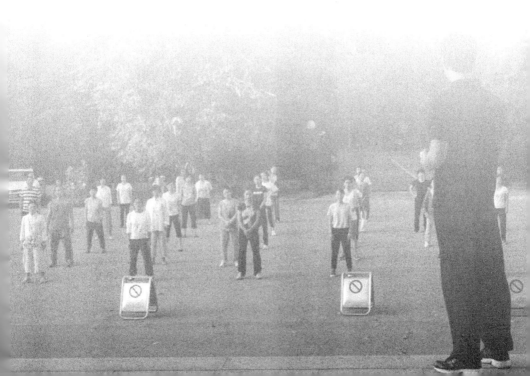

健康与智慧有关。巴马长寿村的老人知道怎么吃、怎么排，怎么吸、怎么呼，怎么睡、怎么想，这就是"律"。知道生命的"律"，并遵循它，就是智慧。

# 01

## 把三流转好，是最大的扶正

智慧是对生命规律的认识，还有对生命的"道"的认识。知识和智慧是不一样的，主要体现在两点：

第一，来源不一样。知识是从后天环境中学来的，智慧是从心性里生发来的，是对生命的"道"的感悟。

第二，功能不同。知识是工具和方法，智慧是人生方向和原则。

现在很多的读书人变成什么样子？学了一大堆知识，却不知道自己生命的方向。

举个例子，在美国，各种职业当中，哪一种职业人均寿命较短？答案可能让人跌破眼镜：从事西医职业的人的寿命是最短的，平均只有六十几岁，但他们的医学知识却是最丰富的。

广西巴马村的老人，大字不识，根本没什么医学知识，但是他们可以健康长寿。

所以，健康与知识并不成正比，而是与智慧有关。巴马村的老人没有知识，但是知道怎么吃、怎么排，怎么吸、怎么呼，怎么睡、怎么想，这就是"律"。知道生命的"律"，并遵循它，就是智慧。能按照生命的"律"去做的人，就是有智慧的人。

这还告诉了人们一个道理：生命系统的复杂性与我们使用身体的简单性是两回事，正如设计和制造一辆汽车很复杂，但是学会驾驶一辆汽车很简单。

现在我们知道了，所有内源性疾病的根本原因就是"毒、堵、乱"。

这就是自然医学的病因学，把非常繁杂的疾病医学的病因学，上升为理性的高度简单的病因学，体现了自然医学"大道至简"的特色。机体内环境中有了"毒、堵、乱"，生命的状态就由健康走向疾病。

假如得了病，你的任务就是把"毒"清出去，把"堵"疏通，把"乱"止住，在机体内创造干净、畅通、有序的内环境。这就是自然医学治疗学中的"祛邪法"。治疗学中的"扶正法"就是要把三流转好，这就是最大的扶正。

# 02

# 生命的自我运动

自然医学中有一个重要的"三七分"理论，说的是解决疾病问题的过程中，病人占七分的重要性，而医生只占三分。

但现在的医患关系是颠倒的，得了病，病人不懂医学知识，只能被动地拜托医生全权负责。"医生，我全拜托您了。"错了！七分在你自己呀，你要明白这个道理。

为什么会七分在你呢？

生命力在你身上，还是在医生身上？三流循环原理中的"吃和排、吸与呼、睡与思"这些维持生命基本活动的事，是你做，还是医生做？

说到底肯定是自己做的。三流做好了，机体里面的环境是干净的、疏通的、有序的，细胞就会发挥出应有的生命力。生命力是生命的自我运动能力。

生命的自我运动表现在六个方面：

第一，自我生成。你看身体是不是自己长大？没有人去控制它，它从一个受精卵开始自己长，长多高，长成啥样，都是它自己进行。

第二，自我更新。身体每天更新自己的细胞，没有谁去控制。

第三，自我调节。机体的血压、心跳、内分泌周期，都是自己在调节。

第四，自我修复。身上某个部位划破一个口，自己会长好。

第五，自我复制。机体从一个受精卵开始增殖到60万亿个细胞，都是靠细胞自己复制DNA信息密码来完成。

第六，自我遗传。遗传是父精母血结合的过程，也都是生命本能实现的。

之所以叫自我运动是因为它是生命的本质特征，与非生命系统有本质的区别。相信身体，相信它的自愈力。只要按照生命的本然好好吃、喝、睡，身体差不到哪里去。

# 03

## 健康其实挺简单

生命为什么能够自我运动呢？更深层的认识是，因为生命系统中有遗传的信息资源。生命依靠着 DNA 信息资源来对环境中物质和能量进行有序调节进而实现它的自我运动。

就像一颗大树的种子，种子里面有信息资源，整合外环境中的物质和能量，让它有序化，打造成一个平台，都是它的自我运动。同理，只要机体有一个干净、畅通、有序的内环境，细胞自己知道如何修复、如何调节、如何自我运动，它会自己进行，而不用靠医生。

这就是生命，这就是疾病和健康的转化，这也是康复，所有这些都是它自己的举动。讲到这里，不知道有没有把健康讲清楚，有没有把自然医学讲清楚。

第六章

清除毒素，还身体

一片『蓝天白云』

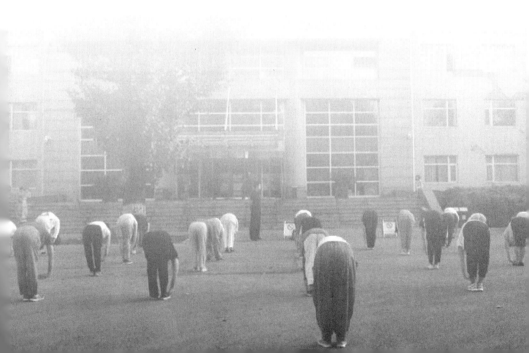

健康是件容易的事，万事皆由心生。我们自己把健康造得复杂，它就变得复杂，造得简单，它就简单。

# 01

## 身体"软件"自带恢复能力

发挥生命系统自行修复的能力，按照"三流"方法生活，应做到：

第一，帮助机体做好与环境的"三流交换"，使其恢复到正常水平，重点是治理机体内环境中的"毒、堵、乱"问题，这是影响机体"三流交换"最基本、最主要的因素。

第二，激发机体自主性调节能力的正常或超常发挥。机体发病期间，机体自主性调节能力处于低下或紊乱状态，但是通过适度的、良性的刺激手段，可以使机体各个调节系统的调节能力有所提高，尤其是DNA系统的自我组织修复功能会得到发挥，即系统自行修复自身"软件"的能力。这样就为机体自主性调节能力的正常发挥提供了保证，让身体"软件"能保持正常运行。

# 02

# 清除体内毒素的五种方法

毒素隐藏在全身各个部分，因此清毒的方法也就有很多种，这里重点介绍五种方法：清胃肠、清血管、清肺气、清肝胆、清肾水。

## 1. 清胃肠：肠胃清，一身安

大肠是全身毒素最多的地方。每天必须保证一至二次大便，才能将当天（或昨天）没有消化掉的食物转化成的粪便毒素排出体外。如果大便不畅甚至便秘，粪便毒素就会被肠道吸收到血液中，造成血液浑浊，形成慢性中毒。因此应该做到如下几点：

（1）在每天的饮食中有足够的高纤维食物，如芹菜、十字花菜及各种青菜等。纤维素会刺激肠道加快蠕动，很容易将粪便带出体外，如同洗碗用的丝瓜布一样。另外，纤维素还有一个重要功能被营养学家所忽略，它是肠道中近10兆微生物菌群的食物。

（2）每天必须按时大便，大便时不要看报纸、杂志，不要打电话，而是要集中精力按摩小腹帮助肠道蠕动，达到顺利排便的目的。一定要养成一个良好的"定时排便"习惯，这是健康的重要保证。

（3）早上起来可以喝一杯温开水，然后鼓荡小腹（即丹田呼吸法）5分钟，清洗胃里的黏液代谢物，保持胃的清洁。

（4）如果体重超出标准，可考虑不吃晚餐，只喝一杯果菜汁。开始施行前三天会有一点饥饿感，但是做深呼吸和按摩胃部会让饥饿感减轻。一般情况下，坚持到第四天，这种饥饿感就会消失。

不吃晚餐的好处很多。不吃晚餐，胃肠以及其他脏器都可以得到很好的休息，可以提高睡眠的质量。机体可以燃烧贮存在身体内的多余脂肪并减轻体重。

（5）要想有一个干净的机体内环境，蔬果在每天的饮食中须占 70% 比例。原因有两个：第一，人类的牙齿结构和肠道长度，在生理结构上属于"素食科"动物，因此人类的消化道擅长消化吸收五谷和蔬果类食物，不擅长消化吸收肉类食物；第二，蔬果类食物中含有大量的活性"酵素"，有利于分解代谢体内毒素，因此是最自然的身体"清洁剂"。

（6）适度地选用酵素、益生菌和纤维素产品，也是清胃肠的好方法，但是选对产品很重要。

（7）对于长期便秘或者试过上述方法均无显著效果的人，应当考虑看中医，他们可以采用针灸、推腹、开中药等方法，帮助你有效地解决上述问题。

（8）新营养学的观念：蛋白质＋脂肪＋淀粉＋维生素＋矿物质＋纤维素＋酵素＋水，才是完整的营养体系。

## 2. 清血液：血液净，一身轻

血液中的坏胆固醇会沉积附着在血管壁上，造成血管变窄、硬化等问题，进而引起心脑血管疾病。

目前，在自然疗法中有如下几种方法比较有效：

（1）减少含有胆固醇的酯类食物。比如肥肉、熏烤食品、油炸食品等，在饮食中尽量做到少油、少糖、少盐、少肉，多菜、多果、多纤维。

（2）多吃黑木耳或黑木耳类的产品，它们有明显的降胆固醇、清血管的作用。

（3）喝淡茶，慢跑，每天坚持半小时。1个月后胆固醇会明显下降。

（4）晚餐不吃，改成仅仅喝蔬果汁，1个月见效。

（5）如果胆固醇指数很高，要下决心3个月内尽量吃素食，并配合上述方法，效果非常明显。

（6）在疏通血管方面，也有一些生物溶解酶的产品效果非常明显，可以选用。

（7）缓和、柔性的运动是消除血管毒素最有力的手段，如太极拳、瑜伽等运动。

3. 清肺气：肺气足，力量增

在以肺脏为主的呼吸系统中，经常会有许多黏液或微粒附着在呼吸道黏膜中，有时也会有一些被污染的气体微粒进入肺泡中。这些物质都会转化成毒素，毒害我们肺部的细胞，因此要很好地清理。

（1）发出各种中、低频率的声音，引起胸腔震动，造成附着物的松动，再用强力"吐气法"将它们排出体外。

（2）用"虚掌"适度拍打、震动前胸，同时发出声音，让附着物松动，再用"咳痰法"将它们排出体外。

（3）可以用银耳煮汤，清理肺部的代谢物，因为银耳可以润肺。

（4）可以适量生食白梨、白萝卜帮助通肺气，因为它们可以行气。

（5）对于有严重肺部代谢物堵塞现象的病人，比如有浓痰、多痰现象，可以采用"泻大肠"的方法，帮助肺气的疏通。因为在中医理论中，肺与大肠相表里，临床上也证明行之有效。

（6）通过导引的方法解决呼吸系统的问题是最直接、最有效的方法，也就是通过我们身体上的"气泵"（第二心脏）的功能，来提高机体气血运行的效率和排出肺部浊气。

## 4. 清肝胆：肝胆畅，不疲累

肝脏是全身最主要的解毒、排毒器官。已进入血液中的毒素必须经过肝脏中各种"分解酶"的分解作用才能去除毒性，并将各种生物大分子分解成生物小分子，然后再经过肾脏、膀胱、汗腺等多种排泄管道排出体外。

因此，肝脏的工作十分繁重。尤其是分解鱼、肉类食品时，肝脏在代谢过程中的工作更是辛苦。因为这些食物附带的毒素都是生物大分子，要将它们分解成生物小分子，需要很多分解酶和更多的时间和工序。

如果肝脏过度劳累，肝脏的分解能力就会降低。这时肝脏会把来不及处理的毒素浓缩在一起，再用胆固醇等酯类物质将这些"被浓缩的毒素"包裹起来，存贮在肝脏里，防止它们继续在血液中扩散。肝脏的这种作用相当于日常生活中用塑料袋打包、封装垃圾一样，防止垃圾扩散，污染环境。

但长期这样做的结果是，肝脏中存有许多这样的"垃圾袋"，这也是造成脂肪肝、肝硬化、肝癌等问题最直接和根本的原因。

胆囊是贮藏胆汁的空腔。胆汁液由肝脏制造，用来消化分解油脂类食物。当食物经过口腔粉碎，再经过胃部的胃酸、胃蛋白酶等搅拌混合成食糜后送到十二指肠，这时食物油脂会刺激胆囊喷射胆汁液到十二指肠中，同时也会刺激胰腺分泌消化酶参与消化。一般来说，大多数人的胆囊中含有某些杂质，这些杂质在一定的条件下会被浓缩和挤压、沉淀，变成各种形状不一的胆结石的前趋物，进一步就会演变成胆结石。由胆结石引起的急性胆囊炎，西方医学会采用手术的方法，迅速将胆囊切除。术后往往造成肝、胰功能的紊乱和下降（肝、胆、胰是密切相关的"三兄弟"），并引起心理上承受压力能力的下降，易患忧郁症。

解决肝胆问题的根本，就是解决肝胆中"毒、堵、乱"的问题，首要解决清毒问题。自然医学在清胃肠、净肝胆方面已经具有非常有效而成熟的经验。清肝胆的工作要经历软化、排出、修复三个阶段，需要在专业人士指导下进行。

5. 清肾水：肾水足，精气旺

肾脏有许多功能，但在排毒方面如同一个"过滤器"，经肝脏分解后的毒素生物小分子的尺寸，应该小于肾小球过滤孔的尺寸，随着血液循环流经肾脏时，这些生物小分子就会被过滤出肾脏，进入膀胱，最后随尿液排出体外。

肾脏的工作量是有限度的，如果长期、大量地过滤毒素，肾脏的肾小球（过滤孔）就容易被某些毒素生物小分子堵塞住，并且其中一部分毒素生物小分子会凝聚、沉淀在一起，形成肾结石，引起疼痛，肾脏功能也就随之下降。这意味着体内毒素将不能完全排干净，血液中就会存留一些毒素，毒化细胞，导致机体发生慢性发炎，进而形成多种严重疾病。

根据自然医学的方法，可以利用一些特殊发酵的果醋产品，将肾结石软化，再利用针灸、指压、草药的方法，促使肾脏收缩运动，松动肾结石，再喝大量特殊净化水、椰子水，就可以不同程度地将结石或结石前趋物排出，清肾结石同样需要专业人士指导。

如果肾脏没有结石，也可以每半年安排一周时间做清理疗程。将果醋、椰子水、净化水等综合一起使用，配合每天以蔬果为主的饮食，同时多做鼓荡小腹运动，保持8小时以上睡眠，这样就可以获得很好的"清肾水"的效果。

总之，清肝胆、清肾水对于每个人来说都是需要的，有病的朋友，可以通过清毒让身体康复；没有病的朋友，可以让身体更健康、更有活力。

# 03

## 疏通体内"堵塞区"，让气血运行通畅

我们都知道"通则不痛，痛则不通"的道理。因为人体遍布着由大、中、小、毛细、微细的血管和淋巴管组成的网络系统。任何一个区域受阻不通，那么这个区域的血液循环和水循环就会受堵，由血液和水输送的营养物质和氧气就无法输送到区域中各个细胞那里，同时由细胞排出的酸性垃圾也无法被带走，形成所谓酸性体质，进一步造成越来越多的微血管、毛细血管、小血管等被"堵塞"，使循环问题加重。同时神经细胞受到周围毒素的刺激，就会以疼痛的方式向大脑报告问题的严重性，并希望得到迅速帮助。

处理疼痛（堵塞）问题，西方医学与自然医学有着完

全不同的观点和方法。西方医学的主要方法是给病人吃止痛药或打类固醇等系列的针剂。优点是止痛效果好，见效快，缺点是没有从根本上解决造成疼痛（堵塞）的问题，往往药越吃越多，越吃越久，小问题可能发展为大问题。

自然医学解决这个问题的办法主要有两个方面：

（1）康复身心，医生只占"三分"力量。医生根据病人的具体情况，实施一系列自然医疗方法，例如针灸、草药、推拿、热敷、拔罐、刮痧、刺络放血、音乐疗法等，促使机体"堵塞区域"的气血流通。但是这种来自外在的帮助，充其量只能占解决问题力量的"三分"。

（2）保持健康，自己有"七分"责任。患者自身的努力占解决问题力量的"七分"，因为生命的大能力是从机体内部发出的。如果患者自身不做任何努力，那么一切外在治疗效果都只能是暂时的。患者每天必须按照医生建议，做一些自我姿势结构上的调整以及改善饮食结构、自我按摩、腹式深呼吸，进行柔和的拉筋、慢跑等运动，积极帮助机体中堵塞的区域提高血液循环能力，只要医患双方很好地配合，堵塞问题就会迎刃而解。

# 04

## 平定体内"紊乱"，恢复体内秩序

在"毒、堵、乱"这三个最基本的病因中，"乱"是现代人生活模式中最普遍、最严重的问题。

造成紊乱的因素非常多，但最直接、最突出原因有两点：

### 1. 思绪太多如同耗电

现代化的生活模式使人们的生活和工作节奏加快，大量信息像潮水般涌来，逼着每个人每天必须处理大量信息，每天都需要调节自己去适应各种变化。这种精神层面上的紧张压力，给大脑带来了沉重的负担。

这样超负荷使用大脑必然造成大脑思维程序紊乱，进而影响到神经、激素系统，在心理和生理层面也造成紊乱。

当一个人大脑疲倦（紊乱）时，就非常容易发脾气、烦躁不安、情绪低落、月经失调、失眠、多梦、心慌、气短、胸闷、胸痛等。

自然医学本着"心病还需心来医""解铃还需系铃人"的自然法则，教育每一个人明白"生命的自然之理和自然之法"，明白生命和生活必须回归到自然的层面上来，回归到三流交换的基本活动上来，从而懂得正确地使用和发挥人的"生命资源"，同时又不过度消耗生命，进而保持身体健康长寿。这才是真正的"大医之道"。

## 2. 长期熬夜，生命大量"耗能"

为什么要睡觉呢？睡眠是充电，但目前，中西医学对其原理都没有给出明确解释。自然医学认为，睡眠与思维是信息流的重要形式。睡眠是机体有序调节整体系统的必要条件，因此也是维持生命活动的必要条件。

（1）睡眠的实质：机体通过抑制和停止意识活动，而启动 DNA 系统中管理自身内部秩序的程序，让它开始工作，即启动"睡眠程序"。

（2）睡眠的作用：通过"睡眠程序"的自主调节，使生命系统从紊乱状态恢复到系统自身内在固有的"有序度"。

睡眠与思维是一对过程相反的矛盾运动。思维过程必定造成大脑生物分子运动的紊乱，从而使机体整体系统的工作效率降低。这时机体必须通过睡眠的方式启动"睡眠程序"来调节机体系统由紊乱重新恢复到有序，从而保证机体系统的有效工作。

当睡眠严重不足时，就会造成大脑的深度紊乱，形成突发性"意识盲点"（相当于电脑软件死机），进而造成生命系统在生理上的严重紊乱，最终导致整个生命系统的崩溃（死亡）。

据报道，在英国伦敦某金融公司实习的一个实习生，连续加班三个通宵后突然死亡。这就是典型的生命系统崩溃的现象。

3. 怎样睡，才叫睡得好？

做到早睡、睡够，虽是老生常谈，但真的很重要！

（1）睡眠的时间序：睡眠不仅仅是量的问题，还有"序"的问题，即入睡的时间点。什么时间睡觉、起床最好？是由谁决定的？

肯定的回答是由体内 DNA 基因决定，即由人类在长期进化中，随"日出日落"而形成的入睡时间信息程序决定。"早睡早起身体好"的道理就在于遵守了睡眠的时间序。睡得晚，尤其是超过半夜才睡觉，破坏了睡眠的时间序，会造成睡眠程序的自身紊乱，降低机体调节作用，无疑是在"砍伐"自己的生命，是一种无知和愚蠢的行为。

（2）睡眠的时间数：一般在 6 ~ 9 小时，据个人自身系统"有序"调节的能力而有差异。同时，与当时机体状态的紊乱度有关，机体状态越紊乱，机体所需睡眠时间则越长。

（3）睡眠的深浅度：根据梦的多少和梦的清晰度，你就可以知道自己睡眠的深浅度。一般来说，如果睡眠的时间不足 8 小时，机体就没有足够时间进行充分调节，也就无法达到机体系统所设定的有序度。

总之，睡眠是大事，不是小事，务必重视。

"乱"的问题也不仅仅是思维和睡眠的问题，还有更深层的因素，究其根本就是健康观的问题，就是"放下"的功夫不够。

因此，学习适时放下！放下不是放弃，而是为了更好担当。明白这个大道理，才能够真正解决身心紊乱的问题。

以上我们概要地阐述了如何解决机体内环境中的"毒、堵、乱"问题，即如何解决"邪气胜"的问题。

# 05

## 启动自愈能力，让"正气虚"遁形

如何解决"正气虚"的问题，同样非常重要！

### 1.激发神经调节

激发机体的神经系统处于应激状态（超载能力区间），可大幅提高机体"快速调节"能力。例如，"针刺方法"是激发神经系统兴奋度的最有效方法之一。

### 2.激发内分泌调节

激发机体的内分泌系统，产生应激反应，促使内分泌系统生产出足够激素，帮助机体提高"稳定性"调节的水平。某些中草药、断食、丹田呼吸法等，都是激发内分泌系统提高调节能力的好方法。

### 3. 激发免疫调节

激发机体的免疫系统处于应激状态，能使其产生足够的免疫细胞。运动是提高免疫力的不二法门，是激发免疫系统最方便、最有效的方法之一。当然还有很多自然疗法都可以非常有效地激发免疫系统的调节能力，这里不做详细介绍。

### 4. 激发 DNA 信息系统的调节

机体的 DNA 信息系统是各调节系统的基础，是生命个体内部的管理软件，自身具有很强的自主修复能力，因此，激发 DNA 信息系统，对自身内部的管理系统进行调节是十分重要的。例如针灸、静坐、瑜伽等，都会激发和增强 DNA 信息系统的调节能力。

5.激发意识的调节

意识对机体系统有很强的调节作用，帮助人们树立正确的人生观和健康观，是对机体最强的调节，也是自然医学最根本的任务。

综上所述，自然医学治疗学的原则有三点：

（1）治理机体的内环境，换而言之，就是解决"毒、堵、乱"的问题，即"祛邪之法"。

（2）提高机体自身的调节能力，使其达到最高的工作效率，即"扶正之法"。

（3）对于内源性疾病而言，任何外在的治疗手段充其量只能起三分作用，而机体自主性的调节力量，能起七分作用，这个比例绝不能被颠倒。这就是自然医学最重要的"三七分"原则的理念。

由此我们得出一个重要结论：自然医学的治疗重点是

调动病人自身的积极性，即把病人自身内在的七分作用与医生外在的三分作用叠加起来，从根本上解决内源性疾病这个威胁人类健康的杀手。

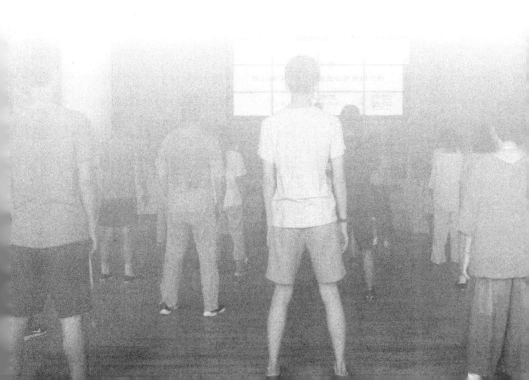

第七章　健康在于『治、养、炼』

信心是从"明理"中来，健康要向里求，向生命的"道"求，而不是向外求，向医生求。

# 01

## 从医院治疗转移到家庭保健

20世纪是"疾病医学"的时代，人们得了病以后才去医院看医生，医生治病的主要方法是开药、打针、做手术等纯医疗手段，解决疾病问题的主要场所在医院里。

20世纪医学的主要模式：以综合性大医院为主导，以解决疾病的"果"为主要目的。而21世纪，已进入"预防医学"的时代，人们必须懂得运用"调治、保养、锻炼"（简称"治、养、炼"）三位一体的新模式，来保证机体维持在良好的状态水平上。解决健康问题的场所也必将从医院转移到家庭。

虽然西方医学也有人提出"生理—心理—社会"这个新的医学模式，但它非常笼统，只是一个概念、框架，缺乏系统的、具体的操作内容，所以至今并没有对医学领域产生深刻影响。自然医学提出的医学模式是"治、养、炼"三位一体，它是由自然医学的物质流、能量流、信息流三流理论所决定的，是紧紧围绕着解决机体中的"毒、堵、乱"的基本病因而建立的，是每一个人都可以操作的实际生活内容，因此具有很重要的现实意义。

当今社会，威胁人类的主要健康问题已经由外源性疾病转变为内源性疾病。造成疾病的根本原因，是由于机体自身系统内部的"毒、堵、乱"，造成五脏六腑的功能紊乱及器质性损伤。

在这种情况下，如果继续以外在强迫性干预方法为主要手段，肯定不会从根本上解决这些内源性疾病，而只能起到暂时性地缓解症状的作用。机体自身的内在矛盾必须依靠自身的调节力量来解决。

所以，我们以自然医学原理为理论指导，以"集中化健康管理"为主导形式，以解决疾病的"因"为主要目的，帮助人们建立起新的、正确的健康观及正确的生活、工作模式，从医学体系的上游解决人们的健康问题。

自然医学的理论和方法，能够自然、实际、方便、有效地利用机体自身的本能，来解决机体自身内在的"毒、堵、乱"问题。

现在，我们具体讨论自然医学"治、养、炼"的模式，该模式从生理、心理、意识三个层面着手。

# 02

## 调治要用心

调治简称为"治"，就是治理或调理机体生理层次的内环境，使其达到干净、通畅、有序的状态。

只有从根本上铲除机体中的"毒、堵、乱"病根，机体才有希望真正朝着健康的方向转化，机体自身固有的修复调节能力才能充分地发挥出来。也只有在这个基础上，一切适度的外在治疗手段才能发挥作用，因为内因是根本，外因是条件，外因只有通过内因才能发挥作用，这是一条哲学原理。

一个死去的人，任凭医生给他用什么灵丹妙药都不可能奏效，因为内在的根没有了，一切外在的措施都将是徒劳的。

调治过程，就是帮助机体从疾病状态向正常状态转化的过程。

## 1. 调理心理内环境

心理方面的不健康会直接影响到机体的整体状态，这里主要是指脾气、情绪、性格等方面的问题。虽然心理倾向与先天遗传因素有关，但是通过后天的学习与教育，仍然可以在一定程度上加以改变。例如脾气暴躁、情绪易激动的人，通过素质的训练、涵养的陶冶、心胸的放大，照样可以改变。

总之，通过调理可以获得良好的心理素质，也因此可以建立起良好的社会关系，减少很多烦恼与憎恨，使身心保持着良好的"有序度"，健康因此获得。

## 2. 调理意识内环境

心是身心"总指挥"，从源头保证"正能量"，才能保证身体的顺畅进行。

如何调整好自己，才能够获得更多"正能量"？机体的一切行为都是意识的指令所产生的结果，同理，疾病的"果"也是由"心"造出来的。如果意识发出来的都是一些负面信息，那么机体就一定对应地产生一些负能量，这些负能量就一定会将机体的状态拖向负面，也就是走向疾病状态，这是意识对机体产生作用的基本逻辑过程。

举例来说，假如有一个人整天怀疑自己的肝脏有问题，这种负面信息就会造成肝脏紧张，引起肝脏收缩和紊乱。如果肝脏一直处于这种负能量下，功能就会一直下降，时间久了就会真的发生病变，这就是我们说的"着病相"。明白了这个道理，就应当知道为什么战胜疾病的信心非常重要。每天给机体输入正向信息，机体也就能朝着正向转化。只有这样，机体才能进入螺旋上升的良性循环中。这又是一条人生哲理：正向信息产生正能量，正能量产生正向行为。

# 03

# 保养要细心

保养简称"养"，是指运用自然医学的方法，将机体的整体状态维护在正常水平上。要做到这一点，须每天做好饮食与排泄、呼出与吸入、睡眠与思维这三个维持生命正常运转的必要活动。

保养的作用就是让机体守住已经调整上来的正常水平，不要再次下降、再次损伤。

"养"的过程，就是将机体的整体状态始终保持在正常状态的过程。

1. 生理层面的保养

（1）要遵循以下饮食原则：

①多蔬、多果、多纤维；少鱼、少肉、少烧烤、少糖、少盐、少脂肪，即"三多六少"原则。

②对于体重超标的人，晚餐尽量少吃或不吃，只喝一杯蔬果汁。切记不要吃宵夜。

③每天饮三杯蔬果汁和适量的水，可以很好地清除体内毒素，保证体内环境的干净畅通，同时也摄取了大量的"活性酵素"，可以增强机体活力。

④加工提取后的各种营养产品和维生素产品，仅仅含有所谓的营养成分，而不再含有"活性酵素"，因此，我们称之为"死营养素"或"死维生素"。这就是为什么新鲜蔬果汁中的活性营养与商店里出售的维生素产品有着根本差别。

⑤牢记口诀"少吃多活、多吃少活""吃饭七分饱，赛过活神仙"。

（2）要坚持以下排泄原则：

①每天至少一两次大便，两三次小便，才能够保证机

体的干净。

②每次大、小便的时间，就是挤压、按摩、鼓荡小腹的"练功"时间，而不要"三心二意"。

③每天要用 10 分钟练习"提阴、提肛"运动，这样可以增强腹腔排便压力和尿道口及肛门口肌肉的收缩强度。

④每天要按时排便，要训练机体养成良好的排便习惯。

⑤大便的形状、多少、味道是非常重要的健康信息，应当学习解读。

**（3）呼吸方面，要逐渐养成腹式呼吸的好习惯。**

**（4）睡眠方面，要逐渐养成早睡早起的良好习惯。**

**（5）机体不能经常处在超负荷状态，要劳逸结合。**

**2. 心理层面的保养**

才艺滋养心灵，心灵引领生活，心灵滋养非常重要。

（1）古典的轻音乐对情绪有非常好的调节作用，闭上眼睛用心去聆听，才能让音乐进入你的身体，才能让每一个细胞听到音乐。

（2）用丹田来发音，是疏解心理压力的好方法。例如唱歌、朗读文章或者到山上大声地喊唱等。

（3）参加社会活动，建立良好的人际关系，有几位知己可以分享与述说心里话，能解决一定的心理障碍。

（4）学习跟自己对话，建立起与自己心灵沟通的良好关系，这是人生的智慧，是认识自己的重要手段。

（5）通常我们只注意到与外在社会关系的协调，而忽略了与自己内在心、肝、脾、肺、肾之间的关系，更忘记了我们与肠道中 10 兆微生物菌群之间有协同关系。这也是心理健康方面的重要关注点，要靠内观调心的方法解决上述问题。

（6）学习一些养神养心的技能和运动，如太极拳、琴、棋、书、画等中国武学与艺术，培养一两种爱好，可以有效提升自己的人生境界。


3. 意识层面的保养


思想不断提高，灵魂不断升级，才有健康生活。

（1）了解中国传统文化方面的内容，走向内心，从中参得"了悟自性"这个人生的大智慧，也从中吸取"调心"的方便法门，进而建立起正确的人生观和健康观。

（2）要树立"活到老，学到老"的精神，学习科学文化，提高生活科学化的水平。

（3）要善于分享自己的思想心得，与朋友们广泛交流，这样会有利于促进自己的意识水平不断提高。

（4）要经常反省自己的意识和行为，只有不断地发现自己的不足，才能弥补不足，才能不断地提高。

（5）要虚心聆听别人的批评与建议，别人就是自己的一面镜子。不要怕批评，反而要感谢那些批评自己的人，他们就是在生活和工作中帮助你提升的最好老师。

（6）哲学是提升意识水平的最好工具。尤其是自然哲学，更是哲学中的精华。

# 04

## 锻炼要恒心

锻炼简称为"炼",是指通过适度运动,将机体的整体状态由一般状态推向良好状态。因为,机体自身具有很强的"超负荷"能力,这是身体强壮的标志。机体只有在这种良好状态水平上,才具有抗病防病的能力。

"炼"的过程就是促使机体具有"超载运行"能力的过程,超越现有的界限。

### 1.生理层面的"炼"

养身之道在于动。

（1）各种体育运动都能锻炼身体。符合养生需求的运动，应首选太极拳、瑜伽、慢跑、游泳、唱歌（也算运动）、跳舞、走路等。随着体力和体质的提高，也可以逐步增加一些速度和力量型运动。

（2）利用"丹田呼吸法"来强健五脏六腑，更是每一个人必须要学习和掌握的，因为这是最方便、最自然、最有效的强身方法。

（3）随时随地调整自己的身形姿势，这也是最基本、最重要的锻炼。只有这样才能保证机体始终保持着"开放疏通"的状态，否则机体就会因为扭曲、挤压而产生堵塞。切记：对身体的姿势结构进行自主调节就是广义的锻炼。

身体正确的姿势结构是生命艺术的展现。自然界中最大的艺术是生命，最好的艺术品是身体。

## 2. 心理层面的"炼"

健身也健心，心强身壮好人生！
老子有言：虚其心，实其腹，弱其志，强其骨。

简单地概括：人生充满着各种矛盾的斗争，各种各样的危机与挑战，只要勇于面对失败，从中总结教训，就会在一次又一次的失败中不断提升自身的心理承受能力。记住：人生没有失败，只有放弃。成功一定是多次失败累积的结果。事业成功的大小，与心理承受能力成正比。这是一条心理方面的普遍规律。

### 3. 意识层面的"炼"

认知升级，提高维度！"养心之道在于静"可以简单地概括为，通过静坐、禅修等"观照"的功夫，提高"认识自我"的能力，即修慧的功夫，也就是意识的深化过程。事业成功的大小与意识的深度和广度成正比。这也是一条普遍规律。

总之，通过上面的分析，我们可以清楚地建立起这样的概念："治、养、炼"是在不同阶段，不断地提升机体的整体状态水平的过程，如同接力比赛一样。又如同打仗，"治"是攻城，"养"是守城，"炼"是建城。否则，攻了城守不住，守了城不能建设，也就等于没有真正成功。

"治、养、炼"三位一体及其对应的机体生理、心理、意识三位一体，是有机结合在一起的，是相辅相成的，不可偏废的，这样也就形成了自然医学完整的、新式的、灵活的医学模式。

第八章

救急靠医生，
救命靠自己

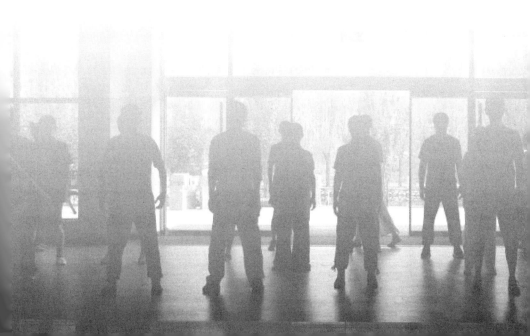

灵丹妙药就是要回归到尊重生命与生活的自然本性上来。

中国历史上四百多个皇帝，很多都在寻找长生不死的灵药。结果，他们的平均寿命只有 39 岁。医学实践告诉我们："救急靠医生，救命靠自己。"

"三分治，七分养""上医治未病，下医治已病""预防胜于治疗"，这些智慧的观点反复告诉人们，健康靠内求，而不是外求。不病的真理，就是"内求养生"。

自然医学的养生学，就是要解决如何依靠自己的力量发挥和运用生命系统的问题，在长期的进化过程中，用已经形成的自我认识和自我调节的能力，来帮助机体实现物质流、能量流、信息流功能的"最大化"发挥。即用"内求法"，来解决健康这个机体自身的"内在"问题。

自然医学的养生学，概括起来就是简单、自然的"三宝养生法"，具体来说，就是：

第一宝：内观法，可以解决信息流中"乱"的问题；

第二宝：气泵法，可以解决能量流中"堵"的问题；

第三宝：辟谷法，可以解决物质流中"毒"的问题。

"三宝养生"是缓解内源性疾病的方法。

# 01

# 人体自带"扫描系统"

及时而有效地了解自己的身体状态水平，是调养身体的首要任务。

## 1. 定期体检？检查出有病，为时已晚

自然医学认为，健康与疾病是机体内在的两种状态，而决定该状态的最基本因素，只有"毒、堵、乱"。即使一个人的机体现在处于良好的状态，但是如果不注意调养身体，机体内环境中的"毒、堵、乱"就会不断增加，这就是在制造疾病的"因"，机体的状态水平也就会随之朝着虚弱的状态走去，进而走向疾病的"果"。如何能够及时而有

效地了解自己的身体状态，就成为调养身体时的首要任务。

目前，人们最普遍采用的方法就是进行定期体检，定期到医院或医疗中心进行各种影像和血象检查。例如超音波影像检查、X射线影像检查、CT计算机断层扫描、MRI磁共振扫描成像检查、血管造影、肠镜、胃镜、乳腺扫描仪，以及各种类型的血象检查，甚至还出现了DNA、RNA等分子生物学检查，总之越来越多名目繁杂的检查令人眼花缭乱、不知所措，进入医院如同进了迷宫。上述的各种医疗检查，归根到底是"病果"的检查，很多人"病果"被查出来后，已经为时已晚，很难解决了。

## 2."自我扫描"，提前预防

内观法，用现代语言来说，就是"自我扫描法"。现在我们来谈谈如何运用内观法来做病因的检查。通常我们会将身体的某个点或区域"自我扫描"的结果，大致分为七种状态信息：

①紧缩状态

②酸胀状态

③疼痛状态

④麻痹状态

⑤疲倦状态

⑥其他不适状态

⑦良好状态


当我们开始扫描时：


（1）首先采取放松的姿势，一般选坐姿或卧姿。

（2）将意念回收，集中到丹田，进行小腹深呼吸三次。

（3）闭上眼睛开始内观（即意念向内集中关注），观察眼睛、观察鼻子、观察耳朵等，以此类推，扫描机体所有部位，越仔细越好。每一个部位大约停留十秒钟。由头顶百会穴开始，依次往下行，扫描整个机体，包括五脏六腑。


只要认真去做，每一个人都可以获得机体的状态信息。依照所获得的状态信息，就可以用"万能的手"，从外部按摩那些区域或点，帮助机体四肢百骸解决气血不通的问题。

同时，更需要用"第二心脏"从内部帮助机体五脏六腑解决气血不通的问题。

### 3. 启动自身"补给系统"

（1）调身：将身体各个部位调整到自然的、原有的位置，保证身体结构上的正确性。

（2）调息：用腹式呼吸法调整五脏六腑的位置，以及调整呼吸的强度和节奏。

（3）调意：将意念回归，集中关注（聚焦）到身体上，来感知和指挥机体的每一个具体的环节，其目的就是让机体达到高度的和谐有序，从中出现温暖、饱满、祥和的感觉。

这本身也是"补神"的方法（"神"的功能就是调节机体达到高度的和谐有序）。俗话说"神虚还得神来补"就是这个道理。只有这样才能真正解决"身心紊乱"的问题。如果每天晚上睡觉之前，用这种方法来获得身体给我们的状态信息，就可以尽早地调节机体状态回到良好水平，从而达到远离疾病的目的。

"冰冻三尺，非一日之寒"，健康状态向疾病状态的转化，也是经过了从量变到质变的过程，只要我们每天坚持运用"扫描与调节"这一对法宝，就会越来越敏感地知道机体的状态信息，越来越细致地调节身体的每个部位，机体状态就非常容易保持在良好状态，这样就真正做到了"上医治未病"，做到了自己就是最好的"上医"。千万不要等到机体状态下降到疾病状态时，才开始采取措施，那往往为时太晚，积重难返。

# 02

# 人体自带"动力系统"

　　"气泵"主要解决机体与环境在能量流中所产生的"堵塞"问题。生理学告诉我们：机体的能量是依靠氧化反应获得，是由机体的呼吸系统吸进环境中的氧气，这些氧气与机体中的各种营养素进行氧化反应（慢燃烧），生成水与二氧化碳气体，同时产生能量和热量。自然医学将机体从环境中吸进氧气，在体内慢燃烧释放出能量，再将二氧化碳气体呼出体外的过程，称之为能量流。

　　在这个交换过程中，如何吸进大量氧气而呼出二氧化碳，就成为提高能量流效率的重要问题。自然医学认为，人类在长期进化过程中，机体已经形成两个动力泵，一个是血泵，即由心脏和血管组成，推动血液循环；另一个是气泵，即由丹田和胸腔组成，推动气体交换。气泵也可以称为"第二心脏"，因为它具有推动五脏六腑气血运行的功能。自然医学理论就是提倡运用机体自身已经具备的气泵，来促进机体产生足够能量，以及维护心脏功能。现在我们来讨论气泵的意义。

气泵是呼吸的动力源，机体呼吸的方式有两种：

## 1. 胸式呼吸法

主要依靠胸部肋间肌的收缩牵拉，造成胸腔横向扩张运动，使胸腔内部的容积和压力产生变化，迫使氧气进入、二氧化碳排出。

## 2. 丹田呼吸法

主要依靠丹田部位的鼓荡运动，使腹腔横膈肌上下摆动，纵向扩张胸腔体积，来调节胸腔内部的容积和压力变化，从而产生呼吸运动。比较这两种呼吸法，丹田呼吸法更具优点：

（1）丹田呼吸具有先天性的自然能力。例如刚生下来的小婴儿都是采用丹田呼吸法。

（2）丹田呼吸具有很强的可训练性。例如练武功的人必须练习丹田呼吸，才能提高身体的体质和增强"抗打击"能力。因此，武林中有一个口诀：外练筋骨皮，内练一口气。这一口气的意思，就是指丹田呼吸。

（3）丹田呼吸是依靠横膈肌上下运动，因此，必然牵动五脏六腑进行运动，所以也可称之为脏腑按摩。

（4）丹田呼吸可以大大提高呼吸效率，由于丹田呼吸是深度呼吸，丹田呼吸一次，可以相当于胸式呼吸两次。

（5）丹田呼吸法是最自然、最有效的补气法。因此，我们每一个人都有必要认真学习和掌握。


值得指出的是，解决气虚而造成的身体乏力，一方面可以依靠营养品，另一方面可以依靠丹田呼吸法补充氧气。就像炉子里虽然有煤炭，但燃烧不旺，这时不能单单靠添加煤炭来解决，而是要添加一个鼓风机补充氧气。"气虚还得气来补，神虚还得神来补"，这才是真正的自然养生之道。

# 03

## 人体自带天然"调节系统"

### 1. 辟谷的方法

辟谷主要解决机体与环境在物质流中产生的毒素问题。辟谷要和服气结合起来，完整地说，叫"辟谷服气"。辟谷的意思是辟开谷物，也就是不吃谷物。服气的意思是用丹田呼吸法，做深呼吸，给机体提供大量氧气（或称服食氧气）。辟谷法是道家的养生术，至今已有三千多年的历史。辟谷服气是机体先天具备的一种抗饥饿调节能力，是机体在长期进化过程中所形成的。人类进化三百多万年，在相当长的时间里，都处于饥饿状态，对饥饿形成了很强的调节能力。自然医学就是运用机体这种自然的调节机制，来有效解决机体中的毒素问题。辟谷服气分为半辟谷和完全辟谷，如果做完全辟谷，需要有专家指导。

### 2. 辟谷服气的好处

（1）辟谷期间，虽然胃肠道中没有食物可以消化，但是胃肠的蠕动仍然在进行，这种蠕动就会将胃肠皱褶中长期积存的"宿便"赶出，而这些就是机体中最可怕的毒素。

（2）辟谷期间，机体会将多余的脂肪燃烧掉，是最自然的减肥美体方法。

（3）辟谷期间，机体会大大改善睡眠状态，人会感觉非常舒适、宁静。

（4）辟谷期间，机体的血糖、血压问题都会得到改善。

（5）辟谷服气可以非常有效地解决各种皮肤问题，因此能起到美容养颜的效果。

（6）完全辟谷，可以净化血液和清除血管壁上的胆固醇，有利于改善心脑血管问题。

（7）辟谷期间机体中的白血球可以提高数倍，意味着机体免疫能力大幅度提高，因此辟谷服气可以改善许多慢性病。

（8）深度的完全辟谷，可以将机体中的老、弱、病、残细胞代谢掉，让一批新的干细胞重新生成新的组织。因此辟谷服气，能让机体"返老还童"。

（9）深度的完全辟谷，可以极大地提高正常细胞的兴奋度，让机体处于适度的应激状态。这样机体就会启动所有调节机制进行运作，从而达到对机体的深度调节，使机体的状态更加"有序化"。

总之，上述的"养生三宝"是非常重要的理念。"精、气、神"是各自独立的生命活动的内容，如同吃饭、呼吸、睡觉一样，是不可相互代替的独立事件，即精虚还需精来补，气虚还需气来补，神虚还需神来补。但是，"精、气、神"三者又相互联系，相辅相成，三位一体不可分割。只要认真领会，坚持实践，你就能够真正地将健康把握在自己手中，健康的一生就是幸福的一生。

附

录

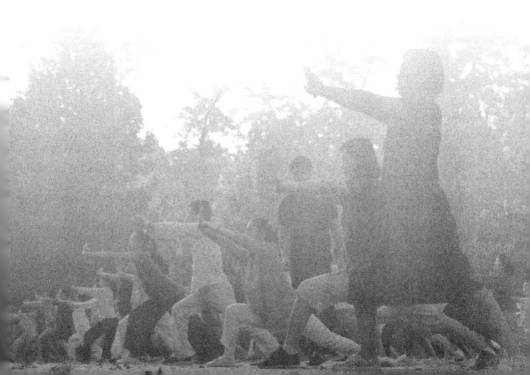

# 01

# 张博士答疑

　　张奇博士从医几十年，以健康、有效的自然医学疗法，为国内外很多人提供了许多治疗和咨询帮助，接诊治疗过无数病人，积累了大量临床经验，对解决各类疑难杂症颇有心得。近年来，张奇博士在美国和中国内地举办多场讲座，场场爆满，下面将张博士对观众、听众关心的一些典型问题的回答收集、整理出来，供您参考。

## 1. 儿童篇

　　问 1：张老师，您好！我有个亲戚的孩子，在国内上初中，是住校生，最近总是感觉口水很多，自己上网查询，越查越感觉自己有病，给自己贴上"抑郁症""焦虑症"等病名，目前休学在家，家长也不知如何是好，请问怎么办？

答：小孩子口水多、吐口水，是内分泌紊乱的表现，原因是紧张、压力和晚睡，或心理、情绪上的状况造成的，同时身体层面伴随着气虚症状，比如胸闷气短、易疲倦、精神不振、不能专注、不能承受压力。

解决问题的办法有：

（1）家长潜移默化，用正确的"三观"影响他，鼓励他去参加一些社会公益活动，树立起正确的人生信念。

（2）加强体育锻炼，增强体力。和孩子一起做运动，帮助孩子建立起锻炼身体的好习惯。

（3）必须晚上十点半以前睡觉，不熬夜。

（4）家长要陪伴孩子一起成长，把教育灌注到每一次的关爱中。

总之，孩子是棵小树，需要家长的精心培育才能成才，不能单靠学校和老师。

问2：现在，抑郁症、焦虑症等情绪病越来越低龄化，这个可能是心理学的范畴，但是生理对心理的影响也很大，请问，在身体层面和生活方式方面可以做什么？有什么防治和调养的措施吗？

答：的确，抑郁症、焦虑症等情绪病有越来越低龄化的趋势。

（1）心理层面的主要问题是家长缺少陪伴孩子的时间，孩子的心理问题和压力得不到及时引导和疏解。

（2）生理层面的主要问题是缺乏运动，以及错误的体态姿势导致的机体系统堵塞，引起能量不足，无法承受各种各样的压力，造成神经系统、内分泌系统的紊乱，从而导致精神状态的紊乱。

解决此问题的关键不是给孩子补什么营养品或者寻找什么灵丹妙药，最好的办法就是家长与孩子通过心理上沟通交流，疏通心理障碍；生理上一起运动，锻炼身体，从而增加信任，增强体质，问题会得到解决。

问3：有个跟母亲生活的单亲家庭的孩子，10岁左右，从上个学期开始，几乎每学期要请假将近20次，发烧、流鼻血、胃疼，尤其是在面临考试时生病，去医院检查没有什么器质性疾病，但只要请假在家就好了、没病了，老师建议他休学，他妈妈着急，不停责骂他，我听后感觉是心理遇到了问题，张博士，您怎么看？如何帮助这个孩子？

答：这个小孩子是典型的深度焦虑症引起的免疫系统紊乱，不仅造成神经系统与内分泌系统的紊乱，而且已经造成了免疫系统低下，对策同上一个问题。但是家长要注意，不能采取家长式责骂方式，而是要采取耐心倾听和平等交流的态度才能起作用，否则，孩子会紧闭"心门"或反弹，最后使得孩子越陷越深，后果严重。

问4：您的讲座中，提到关于睡眠的问题很多，不仅是要睡够时间，还重点提到了睡觉的"序"，特别是说到"过了芒种，种子不长"等自然生长理论，非常好！可是，考上高中的孩子，每天很多功课，早上五点就要起来，一直到晚上十一点，睡眠严重不足。家长也认为，这两年可以辛苦点，您看这个时间在身体层面可以补充点什么吗？

答：（1）把看手机的时间缩短一些，用来锻炼身体，凡是会运动和会休息的孩子一般来说学习也会好，因为磨刀不误砍柴工！

（2）最好遵守晚十点半睡觉，早六点半起床的规律。如果高中生经常不能满足 8 个小时的睡眠，智力和体力一定都会下降，学习效果也会不好。因此拼体力并不是好的选择。补充营养之外，充足的运动和睡眠也极为关键，它们能提供更高级的"营养"。另外，家长要帮助孩子合理分配时间，教会孩子如何管理时间。

问 5：大家都知道生病打点滴有很多副作用，但是儿童经常感冒发烧，如果不打点滴，自然医学有什么好的方法吗？

答：如果儿童感冒发烧，有以下几种方法可以尝试：

（1）可以先用姜汤加适当的红糖给小孩喝，让小孩出汗，可能烧就退了。

（2）给小孩捏脊、搓后背，可以提高小孩子的免疫力和恢复力。

（3）让小孩子多睡觉。避免吹冷气，少喝牛奶，多喝水。

（4）如果喉咙已经发炎肿痛或发烧持续不退，就应该去打点滴了。打点滴只是救急措施，真正的注意力应该放到检查儿童的饮食、运动和睡眠上，寻找问题所在。解决这些问题后，儿童的免疫力就会大幅度提高，也就不容易感冒发烧，即使偶尔感冒，也会很快恢复。


## 2. 成人篇

问1：张教授，您好，舌苔白腻，有裂痕，身体感到无力，没有精神，工作效率很低，这是怎么回事？如何调养？

答：舌苔白腻说明身上湿气重，舌有裂痕说明燥热，又湿又燥，这不是相互矛盾吗？是的。这属于真湿假燥的体质，譬如脾胃有湿，消化不佳，体态臃肿，明显是体液滞留，运行不畅。但是却经常大便干燥，躁动不安。即体内某些局部积压体液水分过多，而另一些地方却严重缺水。

造成这种体液不均衡的原因是吃饭不规律，运动不积极，晚上常熬夜，解决问题也必须从上述三个层面一起解决。

**问 2：男性也有更年期吗？会有什么症状？好调理吗？**

答：男性也有更年期，是雄性荷尔蒙减少引起的。表现为烦躁，没有耐心，易发脾气，多愁善感，情绪波动大，胸闷气短，失眠，不能承受压力等，最好的解决办法是多睡觉补神，多运动补气，多喝蔬果汁补维生素和活性酶。

另外，禅修打坐、瑜伽、太极拳都是调理的好方法。总体来说，50岁左右的男人，生命力往下走，已经没有什么本钱可以消耗了。这时应该注意的是，学习养生之道，学习如何补精、补气、补神，而不是只消耗，不补充。否则，精、气、神亏损后，会产生一系列的健康问题。

**问 3：高血压病人需要一直服药，有报道说，长期服用降压药会造成肝肾功能问题，请问自然医学中有什么方法吗？**

答：高血压病人长期服药，一般会并发肝肾疾病。自然医学解决高血压的主要方法有：

（1）用辟谷服气的办法，来解决体重超标问题（解决"毒"和"堵"的问题）

（2）用大量喝蔬果汁的办法，解决营养不均衡的问题（解决补精的问题）。

（3）用丹田腹式呼吸的办法，解决能量不足问题（解决补气的问题）。

（4）用内观调序的方法解决紧张压力和睡眠问题（解决紊乱和补神问题）。

（5）服用灵芝、木耳等，解决血液品质的混浊问题（从上游解决系统中毒的问题）。如果上述问题都能得到解决，高血压的问题也就迎刃而解。


问4：现代人在办公室坐着，下班开车也坐着，到家看电视也坐着，久坐会造成很多问题，特别是会造成脾胃虚弱，脾胃虚弱会带来哪些严重后果？如何调整？

答：久坐不仅仅伤脾胃，也伤筋、伤血、伤气、伤神。

造成的害处太多了。解决办法是必须提醒自己每一个小时起来简单活动 5 ~ 10 分钟，譬如甩手功、摇头摆尾功、鼓荡小腹功、拉筋伸腰功、八段锦、太极云手等，只要有心，一定可以找到方便的好方法，因为法由心生，身由念转。运动是健康问题的不二法门。

问 5：我有一个朋友，不好好吃饭，有严重的胃病，久治不愈，后来医生发现他从没有安心吃过一顿饭，吃饭就看书，在医生的强制下改了这个毛病才得到缓解。张教授，我想请您从扰动内心、扰动"神"方面讲讲一心多用对身体和心灵造成的危害。

答：吃饭不专心，上厕所不专心，这是现代人普遍存在的问题。心神是身体的主宰，我们的肉体说了不算，它只是心神的一个工具，是执行者而已。如果人吃饭时，"神"跑去看书，胃的工作效率立即减少 50%。上厕所时，如果不专注帮助腹部产生足够的腹腔压力，将粪便排空，"神"跑去发微信，翻杂志，排便的时间就会拖长，而且也无法排空，残留的粪便毒素就会在体内毒化大肠细胞，引起一系列相关疾病。因为，没有心神的整合，机体内的物质和能量的工作效率是很低的。

总之，要记住，吃饭的"道"，就仅仅是吃饭。上厕所的"道"，就仅仅是排便。这就是心神与机体合一的关系，决定了机体的运作效率。机体这种高度和谐、高度有效的运行机制是自动设定好的，我们只是需要正确地使用而已，所以说健康其实很简单。


问6：搂不住"火"，经常发脾气，发过脾气后，又后悔，这是现在许多人的常态，从身体层面，它是哪些器官的问题？生活、饮食方面如何调养？


答：这是典型的肝气郁结，最好的解决办法是：


（1）清胃肠、清肝胆，将胆石和肝沙清除掉，肝胆通达，脾气自消。

（2）多吃绿色蔬菜，例如小黄瓜、菜花、芥兰、菠菜等。

（3）多喝蔬果汁。

（4）晚十点半之前睡觉，不得熬夜。

（5）学习丹田呼吸，并练习发声振动，以疏解压力。

（6）学习中国传统文化，学习调心、转心。从物质流（精）、能量流（气）、信息流（神）三个层次一起解决。

问7：有一位七十多岁的老人，腿痛，膝盖不能打弯，很疼。他说他中年时很胖，有一次去黄山，下山后就得了这个毛病，持续将近20年了，现在每天都受困扰。看来不仅仅是外伤能使膝盖受伤，我们在生活中，如何保护膝盖？

答：保护膝盖十分重要。

（1）懂得听膝盖发给你的信息，譬如膝盖发酸、发紧、疼痛、不舒服、发软、无力等，就要重视起来，采取各种方法来帮助它。尤其是爬山、上楼梯等膝盖使用强度大的情况，一定要经常歇歇再走，不可勉强自己强行为之。

（2）正确使用膝盖，比如走路时应该用胯部关节的力量而不是膝盖关节的力量，用胯部带着膝盖走，并且膝盖要适度绷紧，不可松垮。

（3）经常用热敷、推拿、针灸等方法进行膝盖保养。

（4）适度拉筋、按摩、拍打都是有效的方法。

总之，70岁年龄不大。我母亲90岁，每天自我按摩、拉筋、拍打两个小时，至今走路非常轻松。

问8：进入夏季，是养心的季节，也是心脏病的高发季节，请您对那些压力大、工作很拼命的人及老人提点建议，可以吗？

答：现代人的心脏病，主要是劳心伤神导致，心病还需心来医，这是核心。尤其要关注倾听心脏发来的信息，譬如心律不齐、心绞痛、心区堵闷、心慌出汗、胸闷气短等，要格外小心和重视。这是心脏发出的呼救声，请求主人帮助它。如果你不但不帮助它，反而加大工作负荷去劳累它，心脏终究会以"罢工"的形式来结束工作，后果可想而知。另外，夏季出汗多，体内缺水会造成血液浓度高，心脏工作吃力，因此要及时补充水分。还有夏季睡觉偏晚，会造成心脏恢复时间不够，易造成心脏疲劳，出现心梗，以上问题值得引起重视。

问 9：有些肾脏病人，长期靠透析维持生命，自然医学有什么防范和治疗措施吗？

答：只要用以下自然医学的简单方法就可以解决：

（1）每天喝大量新鲜蔬果汁。既可增加体内急需的活性酶，又可帮助肝肾清除体内垃圾。

（2）喝大量椰子水，有很好的清洁肾脏的功能。

（3）青梅、青杏等制作的酵素也有非常好的清洁肾脏的功能。

（4）丹田呼吸的锻炼每天 2 ～ 3 小时，既可帮助肾脏活动，又能让血液含氧量提高，有利于肾脏功能的恢复。

（5）每天必须保证 8 小时以上的睡眠，绝不能熬夜。

（6）内观照见肾脏光洁通透。按照此方法，3 个月小变，6 个月中变，9 个月大变，有助摆脱洗肾的恶性循环。

问 10：张教授，您说您都 62 岁了，根本看不出来，从背后看，有点舞蹈演员的范儿，不胖不瘦，您是怎么保养的？

答：我有三大养生法宝：即内观法、气泵法、辟谷法。通过这三个养生法宝，来保证身体三流循环的正常运作，只要把三流循环做好了，健康自然也就来了。

3. 女人篇

问 1：对于女性，乳腺和子宫出现问题的概率很大，从自然医学角度，有什么更好的保护和预防措施？

答：的确，女性乳腺和子宫出现的问题太多、太普遍了，比如，40～55 岁左右女性子宫肌瘤和腺肌症发病率几乎占更年期妇女 50% 以上，这些问题发生的主要原因是：

（1）乳腺方面的主要问题：一是情志抑郁，二是乳罩太紧。

（2）子宫方面的主要问题是坐的姿势太久，盆腔内妇科器官被挤压不能动，月经期来潮，无法排干净，残留在子宫中的瘀血斑块极容易逐渐形成子宫肌瘤和腺肌症等问题。

解决办法有：

（1）在情志方面学习"放下"，破除执着。

（2）增加运动，尤其是有氧运动。

（3）避免乳罩太紧，每天淋浴时要按摩乳房和腋下淋巴。

（4）每小时要起身活动5分钟，可以拉筋伸腰、丹田呼吸、自我按摩等。

（5）月经期要避免吹冷气，不要吃生冷食物，每天喝一杯红糖姜茶。

（6）要保证8小时睡眠，决不熬夜。

只要用心，做到以上6点很容易。

**问2：女性偏头痛是个常见病，并且久治不愈，偏头痛的原因是什么呢？如何调治？**

答：偏头痛的原因很多，但是可以肯定地说，久治不愈的偏头痛一定与情志有直接关系，如果是气血瘀堵造成的偏头痛，疏理气血、经络后会有明显改善。但伴随着神经性的偏头痛，心情没有疏理好，就能随时引发颈部或大脑内部的血管收缩性堵塞，造成大脑缺血、缺氧性疼痛反应，或者神经牵拉性痉挛疼痛。因此这个问题的根本是"心病还需心来医"。在常规治疗的同时，也要学习内观、禅修，用心灵的智慧来帮助我们解决心结问题。心结打开了，问题就迎刃而解了。

问 3：减肥、变美是许多女性关心的问题，于是不吃饭、吃减肥药等，没有效果还伤身体，请问您有什么好的建议吗？

答：美体、美容、美发是每个女性朋友期盼的，要做好这些，一点都不难。明自然医学之理，知自然医学之法，学习管理自己的生活习惯，用心打造新生命、新生活，而不是靠药物、靠化妆。只要多投入一点时间学习自然医学的知识，就掌握了"三美"的钥匙，就能达到"三美"的目标。

问 4：听了您的讲座，对于您所倡导的自然医学的理论很认同，我也认为，要想身体健康，功夫做得越早越好，因此想请您讲讲如何备孕？

答：备孕是个值得重视的问题。

（1）心理层面的准备。送给孩子最好的礼物，就是让孩子有一个好的人格特质和情志风度。要知道，你怀孕后的心态情志都会复制给胎儿，因此怀孕前就要学习和训练自己，管理和调节情志层面的问题，从而保证怀孕期间始终保持好的情志和心态。

（2）身体健康状态的准备。怀孕前要采取良好的生活方式，做好"三流"的工作，饮食和排泄要合理，不能胡吃海吃乱吃，不能两三天不排便。适度锻炼身体，尤其是丹田呼吸的运动。早睡早起，决不能熬夜，要放松心情，满怀着喜爱、感恩的心态看待生活和工作。你的身体健康了，胎儿身体就健康了。

（3）物质层面的准备。这个方面的信息很多，这里就不展开了。

问 5：关于怀孕，医院等一些机构已经形成了一套完整的检查、护养流程，确实很先进，但基本上都是如何吃、买、用方面的，家庭上下也都像看护"国宝"一样对待孕妇，然而，情志方面的修养很少涉及，事实上，孕妇的情志对于孩子可能更重要，请您给些建议。

答：怀孕后母亲的情志状态对胎儿的影响力是非常大的，母亲的营养摄取决定了胎儿的营养发育，母亲的情志状态决定了胎儿以后的情志状态。怀孕期间母亲情绪低落、脾气暴躁、烦恼忧愁可直接影响到胎儿期所形成的基础情志倾向，从而对孩子将来的人格气质产生深远的影响。所以从这个意义上来说，无形的精神层面的作用比有形的物质层面的作用更重要。建议怀孕的母亲一定要有这个方面的认识，以一种积极向上的人生态度，面对所遇到的生活层次的问题，时刻提醒自己，你自己的情志变化绝不仅仅是个人的问题，而是会直接影响到孩子将来人格的大事，因此，为了孩子，要学会"包容、克制、放下"。

问 6：孕妇和婴幼儿都需要补充营养，医生会建议孕妇和一些孩子每天一袋牛奶，可我听过一个讲座，说牛奶和鸡蛋是大寒之物，不适合孕妇和孩子吃，您怎么看？什么人适合喝牛奶、吃鸡蛋？

答：婴儿3岁前需要母奶或牛奶。3岁后不宜继续喝牛奶，原因有两点：

（1）3岁后，孩子肠道内消化牛奶的酶已经大幅减少，基本上无法摄取牛奶中的营养，反而造成代谢负担。

（2）自然生长的牛，只有哺乳期才产奶，而人工饲养的奶牛几乎一年里一直在产奶，原因可能是给牛吃了激素酶，另外，在牛奶的生产加工、贮存运输过程中可能又人为地加入了防腐剂、添加剂等，因此牛奶对3岁以后的孩子并不是很好的营养来源，更不适合孕妇。

关于鸡蛋，如果是没有生长激素催长的鸡所产的蛋，是很好的营养来源。孕妇可以考虑每天吃2～3个鸡蛋，是很好的。

问 7：张博士，您好，第一次听您讲有关身体结构的问题，很受触动，感觉很有道理，现在的年轻人爱美，尤其是媒体宣传明星生完孩子很快就恢复身材，她们也仿效，生完孩子立即用纱布绑带缠住肚子，这样对身体有益还是有害？有更好的恢复身材的方法吗？

答：用纱布绑带缠住小腹，会妨碍子宫、卵巢等女性生殖器官的恢复，严重影响这些部分的气血循环，造成日后许多妇科疾病的产生。我建议恢复身材的方法是鼓荡小腹做丹田呼吸、按摩小腹等，也可以做适当的、柔和的瑜伽运动。另外可以多喝蔬果汁，晚餐不吃主食，多吃蔬菜水果。还要早睡，保证 8 小时睡眠是不可忽视的要点。这些办法都有利于身材的恢复，且没有副作用。

问 8：科技发展带来了许多方便，产假过后的妈妈上班后要吸奶，商家提供了一种吸奶器，年轻妈妈在办公室吸奶后，将母乳放进冰箱，晚上回去，不必用明火加热，因为吸奶器带自动加温装置，这个过程经过冰箱，又没有明火加热，是很方便，但婴儿喝这种经过冰箱、没有明火加热的、温吞吞的奶水对身体发育有影响吗？

答：对婴儿和母亲都有影响。

（1）上述方法在采集和贮存过程中，母乳中含有的活性酶在一定程度上被氧化，影响了母乳的质量。

（2）婴儿在吸吮乳头的过程中会感受到与母亲的亲近和安全感，有利于婴儿的心理成长和身体健康。

（3）婴儿在吸吮乳头时会刺激母亲的激素分泌，有利于母亲的健康。因此哺乳的过程是全身心的过程，而不仅仅是奶水中的营养问题。科技无法取代心理和心神层面的作用，因为那是自然的产物。

# 02

## 自然养生格言 100 条

### 1. 理念篇："病在身，其根在心"

（1）健康的大事要重视，生命和健康要自己掌握，不要等到"坏了"再去养。

（2）很多病是人为造成的，所以健康这件事情，不是生病去找个医生就好。"体检出病为时已晚"，保健、养生功夫要早做。

（3）身体健康不仅仅是靠花钱的，动手术，不该摘的摘了，再赔钱给你，有什么用？

（4）得了病就求助医学权威，把最重要的事情交给别人做，会很麻烦，自己要清楚自己的身体状况。

（5）如果你的身体状态是虚弱、不适的，要想转化，就必须从生活层面下功夫。

（6）实现终身不病的健康目标，要做好生活三件事：吃与排、呼与吸、睡眠与思维。

（7）如果身体的某个部位出了问题，不仅要改善局部问题，更要注重改善整体状态。

（8）如果脚受了伤，不仅仅是治疗受伤的脚，同时必须提高整个身体的健康水平，其他部位同理。

（9）每一个人都具备先天的自我感知能力，每天进行"自我扫描"，就可以提前预防。

（10）每天坚持"扫描与调节"，就会越来越敏感地知道机体的状态信息，就会越来越细致地调节身体的每个部位，机体就非常容易保持在良好状态。

（11）"毒、堵、乱"是造成机体内环境恶化的三大因素，是产生一切内源性疾病的根本原因。恶劣的内环境不改变，任何外在的治疗都无法从根本上解决内源性疾病。

（12）通过"治、养、炼"三位一体模式，达到清毒、疏通、止乱，恢复机体原本具有的干净、畅通、有序，机体中的每一个细胞才能够完全、充分地发挥生命活力。

（13）生命的运动本来就自动遵循着自然的、简单的"道"，人为改变了这个生命的"道"，才使得我们的生活越来越繁杂，越来越紊乱。

（14）如果发现机体出现问题，就要引起足够重视，决不能拖延，应下决心"放下"一切负担，迅速做出调整。

（15）切记，"将病还未病"是最重要的转折点，要把握住这个时机。

（16）学习掌握"三流"理论，从实际生活中寻找存在的问题，即从解决疾病的"因"下手。

（17）救急靠医生，救命靠自己。

（18）三分治，七分养。

（19）上医治未病，下医治已病。

（20）预防胜于治疗。

（21）来自外在的任何治疗手段，充其量只能占三分作用，而机体自主性的调节力量能起七分作用，决不能被颠倒。

（22）没有思想意识上的深刻改变，身体上的一切改变都是暂时的、不彻底的。

## 2. 呼吸篇：人体补养

（23）我们每时每刻都在呼吸，但是每个人的呼吸质量却不同，做到呼吸的细、匀、深、长，需要学习、训练。

（24）古人云：内练一口气，外练筋骨皮。就是要练习"丹田呼吸法"。

（25）"丹田"可以理解为机体的"气泵"，功能相当于心脏功能，可以推动和运行气血的流动。

（26）小孩子的能量好，不忧不惧，气血运行非常旺盛，用的就是腹式呼吸。

（27）每个人都有两个泵，一个是血泵，一个是气泵。血泵就是心脏，气泵就是丹田，这两个泵一起工作来运行气血。

（28）正常情形下两个泵一起运作系统，如果剩下一个泵工作，心脏就会超负荷，这就叫违背生命的"道"。

（29）腹式呼吸会使整个脏腑发生非常柔和的运动，相当于给内脏按摩，能够促使内在的气血循环得到极大改善。

（30）腹式呼吸比胸式呼吸的吸氧效率高很多，不仅增强了机体氧化反应所提供的能量，还可以调节气虚、血虚。

（31）气虚、能量不足就要老老实实做深呼吸，这才叫"真补气"。

（32）如果呼吸运动不足，机体就得不到足够氧气，产生的能量就会不足，也就无法有效地推动气血的流动，最终会形成严重"堵塞"现象。

（33）用"丹田呼吸"来发音，是缓解心理压力的好方法，例如唱歌、朗诵或者到山上大声地呼喊等。

（34）"丹田呼吸法"是最自然、最有效的补气法。

（35）气虚造成的身体乏力，不能单纯依靠食用营养产品解决。

（36）"气虚还得气来补，神虚还得神来补"，才是真正的自然养生之道。

（37）机体"缺氧"，是导致正常细胞"癌变"的重要因素之一。

3. 睡眠篇：人体充电

（38）睡眠的过程就是放松大脑的过程，称为"意识内收"。睡眠是维持机体有序化的必要条件，也是维持生命的必要条件。

（39）睡眠与思维处理不当，机体就会处于紊乱状态。

（40）睡眠严重不足时，就会造成大脑深度紊乱，最终导致整个生命系统的紊乱崩溃（死亡）。

（41）睡得晚，尤其是超过半夜才睡觉，将会造成睡眠程序的紊乱，降低机体的调节作用。

（42）如果睡眠的时间不足 8 小时，机体就没有足够时间进行充分的调节，因而也就无法达到机体系统所设定的有序度。

（43）睡眠时胡思乱想，身体躺在床上，但思想还在外面"流浪"，白天工作繁忙，趁晚上睡觉时思考明天的计划，会越思考越兴奋，越难以入睡。

（44）睡眠时间不足，会对机体产生一系列严重的负面影响。

（45）睡得太晚，会严重影响机体复制、更新细胞的效率，扰乱机体正常信息系统的运作，对正常细胞的细胞核有深层打击。

（46）睡眠时序越是颠倒，睡眠时长越是少于机体所需要的小时数，细胞复制时产生基因突变的概率就会越高。

（47）睡眠是"营养"，是大补，癌细胞是晚睡、少睡的产物。早睡早起，每天满足 8 小时睡眠。

（48）植物都是晚上抽穗，人也是在熟睡中生长、调整、修复，过了芒种，种子不长，过了睡觉的时序，生物钟自然紊乱。

（49）晚睡就是违背了生命有序调节的规律，就会造成机体系统的紊乱，进而加剧内环境中毒素累积和堵塞的严重性。

（50）只要生活回归到自然的层面上来，一切就会变得很简单。

（51）癌症不是从天上掉下来的，更不是身体里本来就有的，而是身体内部系统出了问题，导致正常细胞演变成癌细胞。

4.吃与排：人体通畅

（52）如果吃饭时不专心，比如说话、看电视、看报纸或杂志，甚至玩手机等，会严重影响到机体的消化吸收功能，也会产生很多的毒素。

（53）如果摄入的食物超过了身体所需要的正常量，你摄入的食品超出的量越多，则机体所产生的毒素也就越多。

（54）任何一种化学合成药物进入体内后，肝、肾必须在 4 ～ 6 小时内将药物分解排出体外。

（55）长期过量服用药物必定会造成肝、肾工作负荷过重，工作效率下降，最终导致肝脏、肾脏的损伤，同时造成免疫系统的工作效率下降与紊乱。

（56）"是药三分毒"，中草药的使用也要适度、适量，否则也会毒化和损伤身体。

（57）长期过量服用维生素，同样会造成中毒症状。

（58）止痛药效果好、见效快，但缺点是没有从根本上解决疼痛（堵塞）的问题，小问题最终可能发展为大问题。

（59）过量饮酒会造成肝、肾解毒工作负担过重，产生疲劳性收缩，造成肝、肾内部堵塞缺血，最终损伤肝脏和肾脏组织。

（60）适度使用酵素、益生菌和纤维素产品，也是清胃肠的好方法，但是选对产品很重要。

（61）如果是体重超出标准的人，可以考虑不吃晚餐只喝一杯果菜汁。

（62）在每天的饮食中必须含有足够的高纤维食物，例如芹菜、十字花科蔬菜及各种青菜等，这些纤维素会刺激肠道蠕动加快。

（63）体重超标的人，切记不要吃夜宵。

（64）不吃或少吃晚餐，胃肠以及其他五脏都可以得到很好的休息，可以提高睡眠的质量，可以燃烧贮存在身体内的多余脂肪。

（65）日常饮食减少含有胆固醇的酯类食物，比如肥肉、熏烤食品、油炸食品，做到少油、少糖、少盐，少肉、多菜、多果、多纤维。

（66）喝淡茶，3个月内仅仅吃素食，晚餐改成仅仅喝蔬果汁，每天坚持慢跑半小时，1个月后降低胆固醇的效果会非常明显。

（67）如果肝脏过度劳累，其分解能力就会降低，可能会造成脂肪肝、肝硬化、肝癌等。

（68）切除胆囊往往会造成肝、胰功能的紊乱和下降，并引起心理上承受压力的能力下降，易患忧郁症等。

（69）如果有肾结石等，可以利用一些特殊发酵的果醋产品或酵素产品，将肾结石软化，再利用针灸、指压、吃中药的方法，促使肾脏收缩运动进而排石。

（70）坚持"三多六少"饮食原则：多蔬、多果、多纤维；少鱼、少肉、少烧烤；少糖、少盐、少脂肪。

（71）每天饮 3 杯蔬果汁和适量的水，可以很好地清除体内毒素，保证体内环境干净、畅通，增强机体活力。

（72）每天至少一两次大便，两三次小便，才能够保证机体的干净。每次大、小便，可以挤压、按摩、鼓荡小腹。

（73）大便时不要看报纸、杂志，不要打电话，而要集中精力按摩小腹帮助肠道蠕动，达到顺利排便的目的。

（74）每天做 10 分钟"提阴、提肛"运动，增强腹腔排便压力和尿道口及肛门口肌肉的收缩强度。

（75）用揉、按、挤等手法进行腹部按摩，可以有效加强肠道蠕动，有利于机体排毒，同时具有疏通经络、活血化瘀、促进机体血液循环的功能。


5. 情志篇：精神排毒


（76）负面情绪会提高机体的紧张度和紊乱度，促使机体内部形成更严重的堵塞，从而使机体累积更多毒素。

（77）精神上的高度紧张和压力会造成全身性的神经性收缩，进而使血管变窄形成堵塞。

（78）超负荷的过度劳动所产生的疲劳必定会引起全身或局部性的生理性收缩，从而形成堵塞。

（79）神经系统的紊乱会造成机体调节能力的下降，从而引起整个系统的工作效率下降，表现出"气虚"现象。

（80）内分泌系统的紊乱即激素的紊乱，是造成女性生理周期紊乱的主要原因，激素的紊乱是机体较深层次的紊乱。

（81）激素紊乱会直接影响到心理层面，表现出情绪波动、脾气暴躁、胡思乱想等；在生理层面则表现出月经失调、胸闷气短、睡眠困难等现象。

（82）免疫系统的紊乱主要表现在反复性、经常性感冒，不明原因的低烧、发炎、酸痛等，进而影响情绪，这种紊乱也属于机体较深层次的紊乱。

（83）人际关系的不协调，包括亲人、同事、朋友等关系层面的紊乱，反过来会影响心理层面，最终造成生理系统的紊乱。

（84）每天给机体输入正向信息，机体就能够产生正能量，也就一定朝着正向转化，只有这样，机体才能进入螺旋上升的良性循环中。

（85）机体的一切行为都是意识的指令所产生的结果，同理，疾病的"果"，也是由"心"造出来的。

（86）要学习跟自己对话，建立起与自我心灵沟通的良好关系，这是认识自己的重要手段。

（87）学习太极拳、琴、棋、书、画等中国武学与艺术，培养一两种爱好，可以有效地提升自己的心理境界。

6. 习惯篇：养成生活好习惯

（88）不良生活习惯是指一切违背自然规律的、不正确的但相对稳定的生活行为。

（89）长时间受电磁辐射的干扰，就会造成机体系统紊乱及细胞损伤。

（90）行、立、坐、卧的姿势不正确，五脏六腑就如同住在倾斜的楼房中，处于紧张状态而没有安全感。

（91）坐姿、站姿严重错误，会导致身体结构扭曲、气血运行不畅。

（92）姿势不正确还会引起四肢关节周围的软组织，即肌肉、肌腱、筋之间不合理的牵拉和扭曲，造成大量中小血管的结构性堵塞，从而引起各种疼痛。

（93）一种姿势持续太久，会造成机体局部的软组织过度疲劳，从而引起收缩性堵塞。

（94）生活和工作的节奏加快，逼着每一个人每天必须处理大量信息，紧张地调节自己去适应各种变化，给大脑带来了沉重负担。

（95）过度思考、超负荷使用大脑必定造成大脑思维程序的紊乱，进而影响到神经、内分泌系统，造成心理和生理层面的紊乱。

（96）一个人大脑疲倦（紊乱）时，就非常容易发脾气、烦躁不安、情绪低落、月经失调、失眠、多梦、心慌、气短、胸闷、胸痛等。

（97）生命最基本的道，就是遵循"三流循环"的自然规律。


7. 战胜癌症


（98）建立起战胜癌症的必胜信心，给自己积极的心理暗示，让生命回归到自然层面，集中精力解决自身内环境中的"毒、堵、乱"的问题。

（99）休息是"营养"，癌细胞是过度劳累的产物，因此要劳逸结合，不然身体报警都不知道。

（100）癌细胞是"机体缺氧"的产物，是"厌氧性"细胞，所以必须加强腹式深呼吸训练。

# 后　记

在欧美地区，自然医学理论是新兴起的第三医学，自然医学理论的新思维、新方法，在解决"内源性疾病"方面正发挥着积极的作用。

自然医学以定性的科学逻辑分析为主来解释一般性的生命问题以及健康与疾病的问题。

自然医学的特点是人性化的、生活化的，符合生命之道的医学，是简单、方便、有效地解决健康问题的医学，是回归到"大道至简"的自然界最高理性的医学。

自然医学的理论指导着医学变革的新方向，它指出，现代医学变革是发生在每一个人头脑中的新健康观的变革，是一场新健康教育的变革，是每一个人新生活模式建立的变革。

现代医学变革的新模式，是将解决健康问题的场所从医院转移到家庭的变革，是转移到每个人的饮食、呼吸、睡眠这三个维持生命的最基本活动中的变革，是转移到每个人一切实际的工作、学习当中的变革，是转移到每个人一切休闲、娱乐、运动当中的变革。最终将实现医学与生活、健康与生活的统一，而不是分离。

同时，自然医学是对中医学理论与实践的发展和深化，真正实现了从"药食同源"上升为"药食同疗"的高度，真正地从"药疗走向了食疗"。自然医学是治"因"的医学，是真正体现了"上医治未病"的医学精神的医学。自然医学是从医疗体系的上游，来着手解决健康问题的医学。

自然医学也是对西方医学在理性上的提升，是从更基本的生命本质的层面，从更高的系统化视野来看健康与疾病的统一关系，是将现代繁杂的疾病医学提升到更高理性水平上的简单的健康医学，是将建立在现代化技术方法上的医学提升到了生命之"道"的系统化的医学。

由此看来，医学的变革是我们每一个人的任务，应从我们自己做起，从"三流交换"做起，从最基本的生活做起，生活是健康的"因"，健康是生活的"果"，天天造好"因"，必定结好"果"，健康其实很简单！

本书旨在抛砖引玉，希望能够吸引更多的有志同道，从更高的视野、更基本的逻辑起点出发，运用自然医学的理论与方法解决自身的健康问题。

如果我们每一个人都是一盏灯的话，我们先点亮了自己，再照亮家人，家人再点亮自己，照亮更多的朋友，这样发展下去的话，从点亮我们自己的这盏灯开始，就一定会由点到面，照亮全世界！

由于个人学识浅薄，挂一漏万之处，尚祈各方同道贤达不吝指教。